EIN BEITRAG ZUR FRAGE

DER

ELIMINATION DES MERCURS

MIT BESONDERER BERÜCKSICHTIGUNG DES GLYCOCOLL-QUECKSILBERS.

VON

JULIUS NEGA,
ASSISTENTEN DER KLINIK FÜR SYPHILIS UND HAUTKRANKHEITEN

STRASSBURG.
VERLAG VON KARL J. TRÜBNER.
1882.

Buchdruckerei von G. Otto in Darmstadt.

HERRN

PROFESSOR D[R.] WIEGER

ALS ZEICHEN DER HOCHACHTUNG

GEWIDMET

VOM

VERFASSER.

Die Anregung zu den nachfolgenden Untersuchungen, welche von mir im Herbst 1881 und im April des Jahres 1882 auf der hiesigen Klinik für Syphilis ausgeführt wurden, ging von Herrn Dr. Wolff in Strassburg aus. Herr Dr. Wolff hatte im Laufe der letzten zwei Jahre neben dem Gebrauche der grauen Salbe, deren man sich an hiesiger Klinik vorzugsweise bei der Behandlung syphilitischer Affectionen bedient, in zahlreichen Fällen ein bisher noch nicht zu therapeutischen Zwecken verwendetes Quecksilberpräparat, bestehend aus einer Verbindung von rothem Quecksilberoxyd mit Glycocoll, [1] in Form von subcutanen Einspritzungen mit gutem Erfolge in Anwendung gebracht. Es ist hier nicht der Ort, auf die Vorzüge des erwähnten neuen Präparates näher einzugehen, umsomehr als Herr Dr. Wolff seine diesbezüglichen klinischen Beobachtungen binnen Kurzem veröffentlichen wird. Es schien nun interessant, zu untersuchen, wie der Verlauf der Ausscheidung des Quecksilbers bei Anwendung des genannten Präparates ist und welche Differenzen sich in dieser Beziehung gegenüber anderen Quecksilberpräparaten, insbesondere der grauen Salbe, constatiren lassen. Zunächst waren solche Patienten Gegenstand der Untersuchung, von denen mit Sicherheit constatirt werden konnte, dass sie früher in keiner Weise mit irgend welchen Quecksilberpräparaten behandelt worden waren, denn da nach den Erfahrungen von Professor Schneider, Dr. v. Vajda und anderen Autoren das Quecksilber noch längere Zeit nach beendigter Behandlung im Organismus zurückzubleiben pflegt, so kann

[1] Mering: Ueber die Wirkungen des Quecksilbers auf den menschlichen Organismus.

Dessaignes: Notes sur les combinaisons de quelques amides 1872. Annales de chimie et de physiologie T. XXXIV. 3e Série. p. 143.

aus den an solchen Patienten gemachten Beobachtungen kein sicherer Schluss gezogen werden. Glücklicherweise sind jedoch die meisten Patienten besonders weiblichen Geschlechts, welche an hiesiger Klinik zur Behandlung kommen, der Person nach genau gekannt, auch stösst man hinsichtlich der Anamnese nicht auf so grosse Schwierigkeiten, wie dies in den Kliniken grösseren Universitätsstädte z. B. München oder Wien der Fall ist, wo die Patienten bald in diesem bald in jenem Spital behandelt werden, und man, da die Angaben der Kranken theils aus Mangel an Intelligenz, theils aus Mangel an gutem Willen sehr unzuverlässig sind, sehr oft in wichtigen Fällen von jeder Anamnese abstrahiren muss.

Gleichzeitig mit oben genannten Patienten, welche mit Injectionen behandelt wurden, wurden auch des Vergleichs halber Untersuchungen an Patienten ausgeführt, welche einer Schmierkur sich unterzogen. Die Schmierkur kommt nach Anordnung des Herrn Professor Dr. Wieger an hiesiger Klinik in der Regel in folgender Weise in Anwendung. Die Zahl der Einreibungen[1] beträgt 24. Nach jeder vierten Einreibung folgt eine Pause von einem Tage, an welchem der Patient gebadet wird, die Kur ist also in einem Monat beendet. Langjährige Erfahrung hat gelehrt, dass es auf diese Weise gelingt, die lästige Salivation fasst immer hintan zu halten. Später zog ich auch die Frage der sogenannten späten Ausscheidung des Quecksilbers in den Bereich meiner Untersuchung, um mich durch eigene Beschauung von der Richtigkeit der diesbezüglichen Angaben der obengenannten Autoren zu überzeugen und zu untersuchen, ob sich in dieser Hinsicht ein verschiedenes Verhalten je nach der Qualität constatiren lässt.

DIE METHODEN ZUM QUALITATIVEN NACHWEIS DES QUECKSILBERS IM HARN.

Bevor ich die Frage der Ausscheidung des Quecksilbers im Harn bei Quecksilberbehandlung bespreche, will ich einen

[1] Bei jeder Einreibung werden 3 Gramm Salbe i. e. $1^1/_2$ Gramm Quecksilber verbraucht.

kurzen Abriss der vorzüglichen Methoden geben, deren man sich bedient hat, um das Quecksilber im Harn nachzuweisen.

Eine gute, kurz gefasste Uebersicht, verbunden mit einer kritischen Beleuchtung der Vorzüge und Nachtheile der noch jetzt gebräuchlichen Methoden findet sich in der Zeitschrift für physiologische Chemie von Hoppe-Seyler VI. Band 1. Heft.[1]

Die wesentlichen Differenzen der verschiedenen Methoden beruhen hauptsächlich in zwei Punkten: Erstens in den Mitteln, deren man sich bedient hat, um das Quecksiber aus dem Harn auszuscheiden, und zweitens in den Reactionen, welche als charakteristisch für die Anwesenheit des Quecksilbers angegeben werden.

Die ältesten Autoren fällten das Quecksiber als Schwefel-Hg. aus, oder wandten die trockene Destillation an. Reder[2] empfahl das Zinnchlorür, welches in Sublimatlösungen einen weissen Niederschlag von Calomel gibt.

Empfindlichere Methoden konnten erst dann aufgestellt werden, als es durch die Electrolyse leicht geworden war, das Quecksilber aus dem Harn zu isoliren.

Zunächst waren es die Antimercurialisten, welche den electrolytischen Methoden ihre Aufmerksamkeit zuwandten, da sie in dem Zurückbleiben des Quecksilbers im Organismus eine Stütze für ihre Behauptung zu finden glaubten, dass die späteren Formen der Lues, eine Folge der Quecksilberbehandlung seien.

Ich erwähne an dieser Stelle vor allem den bekannten Wiener Arzt Josef Hermann.[3] Hermann bediente sich bei seinen Untersuchungen der Methode des Prof. Kletzinsky, welche folgendermassen beschaffen ist:

Der mit chlorsaurem Kali und Salzsäure behandelte Harn wird zur Trockne eingedampft und der Rückstand mit Aether zur Entfernung des Sublimats ausgezogen. Der ätherische Extrakt wird derelektrolytischen Behandlung unterworfen und die Ver-

[1] Victor Lehmann. Experimentelle Untersuchungen über die besten Methoden, Blei, Silber und Quecksilber bei Vergiftungen im thierischen Organismus nachzuweisen.

[2] Wiener Wochenschrift Nr. 44 des Jahrg. 1858.

[3] Josef Hermann, die Nachtheile der Mercurialcur. Wien 1859.

quickung der Goldelektrode gilt als charakteristisch für die Anwesenheit des Quecksilbers.[1]

Die grosse Menge der positiven Resultate der mit dieser ausgeführten Methode Analysen veranlasste Prof. Schneider dieselbe einer Prüfung zu unterziehen, welche zn dem Resultate führte, dass die genannte Methode ganz unsicher sei, da

„in dem Rückstande etwaiges Quecksilberchlorid mit „den Alkalichloriden verbunden ist, diese Verbindungen „aber in Aether so gut wie unlöslich sind".[2]

Die erste verlässliche Methode rührt vom Prof. Schneider her.[3] Auch hier wurden zunächst die zu untersuchenden thierischen Substanzen durch Zusatz von Salzsäure und chlorsaurem Kali zerstört; dann wurde die filtrirte Flüssigkeit der Elektrolyse unterworfen, wobei ein Platinblech als Anode, ein Golddraht als Kathode diente. Das Quecksilber scheidet sich auf dem Gold aus und wird dann durch Joddämpfe in das charakteristische rothe Quecksilberjodid übergeführt. Schneider war der erste, welcher sich dieser Reaction bediente, welche wir bei allen späteren Methoden deutscher Herkunft wieder antreffen werden.

Diese Methode wurde von Prof. Ludwig in sofern modificirt, dass er empfahl an Stelle des Zusatzes von chlorsaurem Kali und Salzsäure, Chlorgas einzuleiten, damit der Salzgehalt des Harnes nicht allzu sehr gesteigert werde.

Die Methode von Schneider besitzt eine grosse Genauigkeit und bietet absolut sichere Resultate, sie ist jedoch ungemein zeitraubend. Dr. L. v. Vajda, welcher 93 Analysen nach dieser Methode ausführte, gibt an, dass er zu einer Analyse mindestens neun Stunden gebraucht habe.[4]

Es galt daher eine Methode zu finden, welche bei gleicher

---

[1] Wiener Medicinische Wochenschrift 1858. pag. 750.

[2] Neubauer und Vogl, Analyse des Harnes. Wiesbaden 1867. pag. 116.

[3] Ueber das chemische und elektrolytische Verhalten des Quecksilbers. Sitzungsberichte der Kaiserl. Akademie der Wissenschaften. 40. Band. pag. 239. 1860.

[4] Ueber den Einfluss des Quecksilbers auf den Syphilisprocess. Dr. L. v. Vajda und Dr. H. Paschkis. Wien 1880.

Empfindlichkeit und Verlässlichkeit auch den Vortheil rascher Ausführbarkeit besässe.

Eine solche Methode veröffentlichte im Jahre 1877 Prof. Ludwig in Wien.[1]

Diese Methode besteht aus folgenden drei Operationen:

I. Abscheidung des Quecksilbers aus der das Quecksilber enthaltenden Flüssigkeit durch ein sehr fein vertheiltes Metall, mit dem das Quecksiber ein Analgam liefert, wie z. B. Zink oder Kupfer;

II. Austreiben des Quecksilbers aus dem amalgamhaltigen Metallpulver durch Erhitzen desselben in einem Luftstrom, und endlich

III. Ueberführung des in entsprechender Weise condensirten Quecksilberdampfes in das charakteristische, leicht erkennbare Quecksilberjodid.

Der amalgamirte Zinkstaub wird in eine Verbrennungsröhre hineingebracht, deren eines Ende zugeschmolzen wird, während das andere in eine Capillarröhre von 1 mm innern Durchmesser ausgezogen wird. Zwischen dem Zinkstaub und der durch einen Asbestpfropf abgeschlossenen Capillarröhre befinden sich noch eine Schicht Kupferoxyd und eine Schicht gut getrockneten Zinkstaubs. Das Kupferoxyd soll in glühendem Zustande die mit dem Quecksilber überdestillirenden Theerproducte zerstören, der Zinkstaub das Wasser zersetzen, welches sonst leicht die Capillarröhre verstopft und die Quecksilberkügelchen mit sich fortreisst.

Diese Postulate wurden beide auf dem genannten Wege nicht vollkommen erfüllt. Ein anderer Uebelstand ist, dass bei Anwendung vom Zinkstaub sich Zinkoxydbeschläge auf der Innenseite der Capillarröhre ablagern und dem Anflug vom Quecksilber überdecken können. Die Methode erfordert einen Verbrennungsofen, das Waschen des Zinkstaubs auf dem Filter und das Trockenen bei höherer Temperatur ist

[1] Eine neue Methode zum Nachweis des Quecksilbers in thierischen Substanzen. Von E. Ludwig. Medicinische Jahrbücher der k. k. Gesellschaft der Aerzte. Jahrgang 1877. I. Heft. pag. 143—151. Verbessert: Jahrgang 1880.

sehr zeitraubend, und schliesslich können die Resultate der mühseligen Operation noch durch die oben genannten Uebelstände in Frage gestellt werden. Dr. Vajda hat im Laboratorium des Prof. Ludwig zahlreiche Analysen nach dieser Methode ausgeführt, er hatte die Güte, mich selbst mit dieser Methode bekannt zu machen, und wenngleich ich mich später eines anderen Verfahrens bediente, so erfülle ich doch gern die angenehme Pflicht, ihm an dieser Stelle meinen Dank dafür auszusprechen.

Zu gleicher Zeit mit Ludwig veröffentlichte Dr. Aug. Mayer[1] in Wien eine neue Methode, welche nach dem Urtheile von Victor Lehmann[2] vor allen andern Methoden den Vorzug besitzt, dass sie die kleinsten Mengen von Quecksilber im Harn nachzuweisen gestattet. Lehmann konnte mit dieser Methode noch 0,1 mgr. Quecksilberchlorid in 1 Ltr. Harn nachweisen.

Mayer gründete seine Methode auf die Eigenschaft des metallischen Quecksilbers, welches in fein vertheiltem Zustande in einer Flüssigkeit suspendirt ist, sich mit den Wasserdämpfen zu verflüchtigen. Eine Reihe von Versuchen, die er zur Entscheidung dieser Frage anstellte, beweisen, dass es auf diesem Wege gelingt, fast alles dem Harne zugesetzte Quecksilber wieder zu erhalten. Um die entweichenden Dämpfe des Quecksilbers zu fixiren, benützte er die von Merget[3] angegebene ammoniakalische Silbernitratlösung, welche ein sehr empfindliches Reagens für Quecksilber ist.

Um das in dem Harn enthaltene, resp. ihm zugesetzte Quecksilberchlorid zu reduciren, benützte er Kalk und Kalilauge oder schwefligsaures Natron. Der mit Kalk und Kalilauge versetzte Harn wird in einen das doppelte Volumen fassenden Kolben gefüllt, der mit einer mit Silbernitrat, Glaswolle[4] angefüllten U-förmigen Röhre in Verbindung steht.

---

[1] August Mayer: Versuch über den Nachweis des Quecksilbers im Harne: Medizinische Jahrbücher der k. k. Gesellschaft der Aerzte. Jahrgang 1877. I. Heft. p. 29—38.

[2] Victor Lehmann l. c.

[3] Compt. rend. 73, 1356.

[4] Mayer stellt die Silbernitrat-Glaswolle durch Eintauchen von

Da sich beim Erhitzen des Harnes mit Kalk reichlich Ammoniak entwickelt, so kann man statt der Merget'schen Lösung Silbernitrat allein anwenden.

Der Kolben und die U-förmige Röhre werden in einem grossen Kochbecher unter eine gesättigte Chlorcalciumlösung gebracht und letztere bis zu einer Temperatur von 130—140° C. erhitzt.

Die sich bei Gegenwart von Quecksilber schwarz färbende Glaswolle schiebt man in die Mitte des Glasrohres zusammen und zieht die beiden Röhrenden aus. Die Stelle, wo die Glaswolle sich befindet, wird erhitzt, während man aus einem Gasometer einen langsamen Luftstrom durch die Röhre streichen lässt. Es entwickeln sich Dämpfe von gelbem Quecksilberoxyd, welche sich in der erhitzten Stelle ablagern. Dieses Quecksilberoxyd wird durch Erhitzen mit einem Körnchen Jod in das charakteristische Jodquecksilber übergeführt.

Diese Methode, welche wegen der grossen Empfindlichkeit, die sie besitzt, bei gerichtlichen Untersuchungen sich vor allen anderen empfehlen dürfte, erfordert ein stundenlanges Kochen, eine Reihe von complicirten Operationen und einen grösseren Apparat, wie die bisher genannten Methoden. Da ich bei meinen Untersuchungen kein chemisches Laboratorium zur Verfügung hatte, so musste ich leider von der Anwendung des genannten Verfahrens abstrahiren.

Derselbe Autor hat gleichzeitig noch eine andere Methode[1] veröffentlicht, welche ich der Vollständigkeit wegen ebenfalls nicht unerwähnt lassen will, obwohl sie der genannten Methode an Vorzüglichkeit nicht gleichkommt, ohne desshalb weniger Schwierigkeiten in der Ausführung zu bieten.

Sie besteht aus drei Operationen:

I. Trockene Destillation des mit einem Gemenge von gelöschtem und ungelöschtem Kalk verriebenen Abdampfrückstandes des Harnes.

Glaswolle in eine 20% Silbernitratlösung, Abtropfenlassen und Trocknen dar.

[1] August Mayer l. c.

II. Verbrennung der Producte der trocknen Destillation mit Kupferoxyd, wobei das mit den Wasserdämpfen sich verflüchtigende Quecksilber in einer Vorlage aufgefangen wird.

III. Entfernung des Wassers aus der Vorlage durch die Luftpumpe und Ueberführung des Quecksilbers in Quecksilberjodid.

Diese Methode hat den Vorzug, dass durch vollkommene Zerstörung der organischen Bestandtheile des Harnes ein Hinderniss für die Erkennung des Quecksilbers aus dem Wege geräumt wird, welches die Empfindlichkeit der andern Methoden oft wesentlich beeinträchtigt.

Allein dieser Vorzug wird durch den Nachtheil aufgewogen, dass beim Abdampfen des Harnes grössere oder kleinere Quantitäten des Quecksilberchlorids sich verflüchtigen, ein Umstand der Mayer nicht entgangen ist, und der ihn zur Aufstellung der erst erwähnten Methode geführt hat.

Ehe ich zur Besprechung der Methode, deren ich mich selbst bedient habe, übergehe, will ich auch die Methoden erwähnen, deren sich die französischen Aerzte bedient haben.

Josef Hermann[1] giebt an, dass schon im Jahre 1843 Melsens, Professor der Chemie und Akademiker zu Paris und Dr. Guillot sich der Elektrolyse zum Nachweis des Quecksilbers in den Secreten bedient haben.

Nähere Angaben über dieses Verfahren finde ich bei diesem Autor nicht.

Aus neuerer Zeit stammen die Methoden von Byasson[2] und von Mayençon und Bergeret.[3]

Byasson scheidet das Quecksilber durch die sog. Smithson'sche Säule (Gold mit Stanniol umwickelt) ab. Das Goldblech wird nach einiger Zeit herausgenommen und in ein Reagenzglas gethan, an welchem oben Papierstreifen angebracht sind, die mit folgender Lösung getränkt sind:

Aq. dest. 100. Goldchlornatrium 0,6. Platinchlorid, 0,4.

Diese Lösung wird durch Quecksilberdämpfe geschwärzt,

---

[1] Josef Hermann: Ueber die Wirkung des Quecksilbers auf den menschlichen Organismus.

[2] Journal de l'anatomie et de la physiologie. 1872.

[3] Journal de l'anatomie et de la physiologie. 1873.

aber auch durch Licht, durch Ammoniak, durch organische Stoffe und — wie Victor Lehmann[1] nachgewiesen hat — selbst durch blosses Erhitzen.

Mayençon und Bergeret scheiden das Quecksilber aus dem Harn durch ein Platin-Eisen-Element aus.

Das Quecksilber, welches sich an dem Platindraht niedergeschlagen hat, wird durch Chlorgas in Sublimat übergeführt, und dieses erzeugt auf feuchtem Jodkaliumpapier rothe Flecken.

Lehmann[2] giebt an, dass die Empfindlichkeit der Reaction dadurch gestört wird, dass das im Papier enthaltene Jodkalium das Quecksilberjodid wieder löst.

Dies sind die Methoden, deren man sich bis zum Jahre 1878 bedient hat. Mehr oder weniger complicirt und mit zeitraubenden Operationen verknüpft, mussten sie auf das Laboratorium beschränkt bleiben und eigneten sich nicht für die praktischen Bedürfnisse der Klinik. Diesen Uebelständen abzuhelfen gelang Fürbringer[3] in Heidelberg. Er veröffentlichte im Jahre 1878 eine neue Methode, welche mit grosser Empfindlichkeit den Vorzug leichter und schneller Ausführbarkeit verbindet. Ich bediente mich derselben bei meinen Untersuchungen. Das Verfahren ist folgendes:

In den angesäuerten Harn werden auf 100 ccm, etwa 0,25 grm. Messingwolle[1] eingetragen. Der Harn wird dann auf 80° erwärmt. längere Zeit stehen gelassen. Dann nachher wird die Messingwolle in Wasser, Alkohol und Aether der Reihe nach gewaschen, getrocknet und in eine an einem Ende kapillar ausgezogene Röhre gesteckt, deren anderes Ende ebenfalls ausgezogen wird. Beim Erhitzen des Mitteltheils destillirt das Quecksilber in die Kapillaren über und wird dann durch Jod in das characteristische rothe Quecksilberoxyd übergeführt.

[1] Victor Lehmann, Experimentelle Untersuchungen etc. Zeitschrift für physiologische Chemie VI. Band. 1. Heft p. 27.

[2] ibidem p. 28.

[3] Paul Fürbringer: Quecksilbernachweis mittelst Messingwolle. Berliner klinische Wochenschrift. 1878. Heft 23. p. 332—335.

[4] Die Messingwolle ist im Handel unter dem Namen „Lametta“ bekannt, sie ist eine Composition von Zink und Kupfer. Ich habe sie aus dem Wachsgeschäft von Metz, Kesselgasse, Strassburg bezogen.

Diese Methode liefert jedoch nur dann exacte Resultate, wenn man eine Reihe von Vorsichtsmassregeln befolgt: Zunächst muss man mit peinlicher Sorgfalt darauf achten, dass die in die Glasröhre eingeführte Messingwolle absolut trocken ist, damit nicht die beim Erhitzen sich entwickelnden Wasserdämpfe das in die Kapillaren über destillirende Quecksilber mit sich fortreissen. Dann darf man bei der Jodirung des Quecksilberringes die Kapillaren nicht zu stark erhitzen, damit nicht sich neben dem Jod auch das gebildete Quecksilberjodid verflüchtigt. Zuletzt — und dies ist ein Punkt von höchster Wichtigkeit — muss man vermeiden, die Joddämpfe mit glühendem Kupferoxyd in Verbindung zu bringen, da sich sonst eine Jodkupferverbindung von gleicher Flüchtigkeit wie das Quecksilberjodid bildet, welche beim Erhitzen des Mitteltheils der Röhre in die Kapillaren überdestillirt und dort je nach der Intensität des Erhitzens kleinere oder grössere Ringe von derselben ziegelrothen Farbe bildet, welche für die Anwesenheit des Quecksilbers charakteristisch sein soll.

Diese falschen Ringe, welche die Anwesenheit des Quecksilbers vortäuschen können, zeigen ganz dasselbe chemische Verhalten, wie die Ringe von Quecksilberjodid:

Sie blassen mit Ammoniak ab, färben sich mit Schwefel-Ammonium ab und lösen sich in Jodkalium auf. Sie zeigen ganz dieselbe rothe Farbe wie die Krystalle des Quecksilberjodids, nur bieten sie nicht den Farbenwechsel zwischen gelb und roth dar.

Mikroskopisch lässt sich nur insofern ein Unterschied constatiren, als es sich bei den durch Jodirung des überdestillirten Quecksilbers entstandenen Ringen meist um ein Conglomerat von grösseren und kleineren unregelmässig vertheilten Krystallen handelt, während sich das als solches überdestillirende Quecksilberjodid meist in Form eines feinen Pulvers ablagert.

Die Farbe der Ringe ist also nicht, wie Fürbringer behauptet, das sicherste Erkennungsmittel.

Die rothen Ringe des Quecksilberjodids besitzen allerdings eine grosse Beständigkeit und lassen sich nach Monaten noch deutlich erkennen. Doch ist auch dieses Kennzeichen welches Fürbringer als charakteristisch für die Echtheit der Ringe hält, nicht absolut sicher, da auch die Beschläge von Kupferjodid eine grosse Beständigkeit besitzen.

Wenn man daher für die Exactheit der mit dieser Methode gewonnenen Resultate garantiren will, so muss man um jeden Preis das Zustandekommen der erwähnten Jodkupferverbindungen zu vermeiden suchen. So schwer es in einzelnen Fällen, besonders wenn die Ringe sehr klein sind, sein mag, die wahren Ringe von den falschen zu unterscheiden, so leicht ist es, wenn man einmal diese Quelle eines möglichen Irrthums kennt, derselben aus dem Wege zu gehen.

Am sichersten wäre es allerdings, die Messingwelle zu entfernen, ehe man die Joddämpfe mit den Quecksilberbeschlägen in den Kapillaren in Berührung bringt, ev. nach Erhitzung der Messingwolle die Kapillaren von dom Mittelstück der Röhre abzutrennen. Dieses Verfahren, dessen sich Vajda bei seinen nach der Ludwig'schen Methode ausgeführten Analysen stets bedient hat, habe auch ich öfter in Anwendung gebracht, obwohl ich mich durch zahlreiche Probeversuche überzeugt habe, dass man auch ohne sich dieser Unbequemlichkeit zu unterwerfen, seinen Zweck erreichen kann.

Ich verfuhr folgendermassen:

Die in das ziemlich lange Mittelstück der Glasröhre eingeführte Messingwolle wurde zu beiden Seiten durch einen Pfropf von Glaswolle gegen die Kapillaren hin abgegrenzt, welcher einerseits die Verschiebung der Messingwolle aufheben sollte, andererseits verhindern sollte, dass die in die Kapillaren eingeführten Jodkörnchen in das Mittelstück der Röhre gelangten. Alsdann wurde die Messingwolle erhitzt und das in die Kapillaren überdestillirende Quecksilber möglichst weit nach aussen getrieben.

Nachher wurde das Jod bis in die Mitte der Kapillaren eingeführt und dort vorsichtig erwärmt. Hierbei entstehen dann bei Anwesenheit von Quecksilber die bekannten rothen Ringe. Dieses Verfahsen erwähnt allerdings Fürbringer auch, hält es aber auch für zulässig, das Jod in den Uebergangstheil zu bringen, wogegen ich meine Bedenken habe.

Die therapeutische Anwendung des Quecksilbers bei Hautkrankheiten datirt von einer sehr frühen Periode. Schon Rhazes[1] und Avicenna[2] haben es gegen Scabies, Herpes, Impetigo u. s. w. in Anwendung gebracht. Seit dem Auftreten der Syphilis spielt es eine hervorragende Rolle in der Behandlung dieser Krankheit. Die Zahl derer, welche das Quecksilber als vorzügliches Heilmittel gepriesen haben, ist sehr gross, nicht minder bedeutend ist die Schaar derjenigen, welche die Anwendung des Mercurs perhorresciren.

Für die Anwendung des Mercurs im Allgemeinen eröffnet die Reihe der Gegner Galenus.[3] Seit jener Zeit hat der Streit zwischen Mercurialisten und Antimercurialisten fortwährend neue Nahrung erhalten. Nicht der geringste Vorwurf, welchen man dem Quecksilber gemacht hat, ist der, dass es die unter dem Namen der „Spät-Syphilis" begriffenen Krankheitsformen verschulde. Dieser Vorwurf wurde zuerst in Frankreich von Broussais' Schülern Dubled, Bobillier, Richond des Brus am Anfange dieses Jahrhunderts erhoben. 1839 veröffentlichte der Engländer Murphy[4] ein Buch, worin er für die nämliche Ansicht Propaganda machte, blieb jedoch in England isolirt.

Zwanzig Jahre später fand diese Idee an den Wiener

---

[1] libr. 9 ad Almansor 850.

[2] libr. 2 tract. 2. cap. 47.

[3] De simplicium medicamentorum Facultatibus, libr. 4, cap. 19.

[4] Pratical observations showing that Mercury is the sole cause of secondary Syphilis. London.

Aerzten Joseph Hermann[1] und Fr. Lorinser[2] begeisterte Anhänger.

Diese von Hermann und Lorinser leidenschaftlich vertheidigte Behauptung, dass die Knochenaffectionen und anderen Erscheinungen, welche sich nach längerer Dauer der syphilitischen Erkrankung einzustellen pflegen, mit der ursprünglichen Infection gar nichts mehr zu thun hätten, sondern lediglich eine Folge des chronischen Mercurialismus seien, ist nach einer Reihe von neuen Untersuchungen unhaltbar geworden.

Massgebend sind in dieser Frage vor Allem die Untersuchungen von Kussmaul,[3] welcher an der Hand einer Reihe von Thatsachen den Beweis lieferte, dass die Erscheinungen des Mercurialismus wesentlich von denen der Syphilis verschieden sind. Eine ausführliche Besprechung dieser Streitfrage würde zu weit führen, so verlockend es auch sein mag, sich in eine Discussion über dieselbe einzulassen.

Obwohl daher der Mercur siegreich aus dem Kampfe hervorging und in dieser Beziehung der lange geführte Streit kein anderes Resultat hatte, als dass die Mehrzahl der Aerzte sich nach einigem Schwanken wieder der von Alters her gebräuchlichen mercuriellen Behandlung der Syphilis zuwandte, so hatte dieser Streit doch das Gute, dass er eine grosse Reihe von Untersuchungen über das Verhalten des Quecksilbers zum thierischen Organismus zur Folge hatte.

Von jener Zeit beginnt eine ausgedehnte Literatur über die Resorption des Quecksilbers, seine Umwandlung im Organismus, sein Zurückbleiben im Körper und schliesslich über die Art und Weise wie es wieder ausgeschieden wird.

---

[1] Jos. Hermann: Die Nachtheile der Mercurialcur. Wien 1859.

[2] Fr. Lorinser: Mercur und Syphilis. Wiener med. Wochenschrift Nr. 19-21. 1858.

[3] Kussmaul, Ad. Untersuchungen über den constitutionellen Mercurialismus und sein Verhältniss zur constitutionellen Syphilis. Würzburg 1861.

— — Der syphiloide Mercurialismus und Hr. Joseph Keller 1862. (Vgl. Wien. med. Wochenschrift, Nr. 38. Wiener med. Wochenschrift XII, 12.

Der Mercur kann auf drei verschiedenen Wegen in den Organismus gelangen: die Haut, den Digestionskanal und die Lungen. Da mercurielle Räucherungen wohl wenig heut zu Tage noch im Gebrauch sein dürften und die innerliche Verabreichung der Quecksilberpräparate an vielen Orten ganz verlassen ist, so ist ohne Zweifel die Haut der Ort, an welche der Mercur in den Körper am öftesten eindringt.

Oesterlen[1] giebt an, nach Einreibungen mit ung. cinereum Quecksilberkügelchen im Blute nachgewiesen zu haben.

Bärensprung[2] hebt hervor, dass alle Mercurialpräparate als dieselben Albuminate ins Blut übergehen, und dass eine Reduction der gebildeten Albuminate im Körper unwahrscheinlich sei.

Eberhard fand Quecksilberkügelchen in dem Theile der Haut eines Kaninchens, welchen er mit grauer Salbe eingerieben hatte, auch in den Hautvenen will er es gefunden haben.[3]

v. Hasselt und Landerer wollten 1847 und 1849 den Uebergang metallischen Quecksilbers ins Blut constatirt haben.

Overbeck[4] giebt an: „Stets war die Anwesenheit der Quecksilberkügelchen in der Tiefe der eingeriebenen Hautpartien leicht nachzuweisen."

„Am genauesten habe ich das Eindringen des regulinischen Quecksilbers bei einem 8 Tage am Thorax eingeschmierten Kaninchen verfolgt. Hier gelang es mir die Gegenwart desselben nicht nur in Epidermis und Cutis, sondern ganz unzweifelhaft auch im Unterhautzellgewebe, in den Intercostalmuskeln, ja bis auf die Pleura hin zu constatiren."

Blomberg[5] aus Helsingfors bestätigte die Angaben Overbecks.

---

[1] Oesterlen, Handbuch der Heilmittellehre, 5. Aufl. 1853, p. 95.

[2] Bärensprung, Ueber Quecksilberwirkung: Annalen der Charité VII, 2. 1856.

[3] Overbeck, Mercur und Syphilis p. 20.

[4] Overbeck, Mercur und Syphilis. Physiologisch-chemische und pathologische Untersuchungen über das Quecksilber und die Quecksilberkrankh. Berlin 1861. Hirschwald.

[5] Blomberg, Några ord om qvicksilfrets absorption af organismen. Helsingfors 1868.

Es schien nach den Experimenten der genannten Autoren entschieden zu sein, dass die Quecksilbermoleküle als solche in das Blut gelangen.

Dagegen wurde die Möglichkeit des Eindringens des regulinischen Quecksilbers in natura durch die Haut von Bärensprung,[6] Hoffmann[2] und Rindfleisch[3] auf das entschiedenste in Abrede gestellt.

Voit glaubt, dass die Oxydation der Quecksilberkügelchen bereits in der Haut beginne und „dass es nur eine Ausnahme sei, wenn von den vielen Kügelchen, welche eingerieben werden, einmal eines unverändert bis ins Blut gelange."

Endgültig entschieden wurde die Frage erst durch Fleischer[4] in Erlangen im Jahre 1877. Auf Grund zahlreicher Experimente kam er zu folgendem Schlusse:

„Bei Einreibungen mit Mercurialsalbe gelangen die Metalltheilchen in die oberflächlichsten Schichten der Epidermis aber niemals tiefer; man findet sie weder in dem Rete Malpighii, noch in dem corium, noch in den Drüsen, noch in den Haarbälgen."

Das Quecksilber dringt also als Metall weder in das Blut noch in die Gewebe ein.

Gleichzeitig hat Fleischer auch dargethan, dass es irrig ist, anzunehmen, dass bei Einreibungen die Absorption des Quecksilbers nur durch die Lungen vor sich gehe, und bewiesen, dass in Wirklichkeit eine Aufnahme von der Haut aus stattfindet.

Wenn also der Mercur als Metall nicht absorbirt werden kann, so folgt daraus, dass er gewisse chemische Veränderungen eingehen muss, ehe er in das Blut gelangt. Voit[5] nimmt an, dass sich sämmtliche Quecksilberpräparate mit

---

[1] F. v. Bärensprung, De transitu medicamentorum, praesertim hydrargyri, per tegumenta corporis externa. Halis 1847.

[2] Siehe: Voit, physiol.-chemische Untersuchungen, Augsburg 1857.

[3] Arch. für Derm. u. Syph. 1870. pag. 309.

[4] Hallopeau, du mercure, pag. 50.

[5] Karl Voit, Ueber die Aufnahme des Quecksilbers und seiner Verbindungen in dem Körper. Physiologisch chemische Untersuchungen Augsburg 1857.

Hülfe des Chlornatrium, der Blutkörperchen und des Eiweisses in Sublimat umsetzen, und dass der Sublimat im Blute in eine Doppelverbindung des HgO = Albuminats mit Chlornatrium übergehe. Diese Ansicht hat indess vielen Widerspruch erfahren und die Frage ist noch lange nicht endgültig erledigt.

Ebenso wenig weiss man bis jetzt eine ausreichende Erklärung dafür zu geben, dass der Mercur solange Zeit im Organismus zurückbleiben kann, nur darin stimmen die meisten Autoren mit Voit und Overbeck überein: „dass der Mercur nur in Form einer unlöslichen Verbindung im Körper deponirt sein könne“.

Die Thatsache, dass das bei Syphilis angewendete Quecksilber im Organismus zurückbleiben kann, ist schon frühzeitig bekannt geworden und seitdem von zahlreichen Autoren constatirt worden.

Solche sind: Petronius,[1] Nicolaus Fontanus,[2] Lentilius,[3] Wepfer,[4] Brodbelt,[5] Horn,[6] Cantu,[7] Audouard,[8] Heller,[9] Walter,[10] Schneider,[11] Güntz,[12] Vajda[13] und viele andere.

Man weiss, dass das Quecksilber in allen Geweben des Körpers zurückbleiben kann.

---

[1] Petronius, de morbo gallico, libr. VII, 1565.

[2] Fontanus, Respons. et curat. med., 1637. p. 100.

[3] Lentilius, Misc. med. pr. 1698. P. I, p. 74.

[4] Wepfer, de apoplexia p. 303. 1658. Schaffhausen.

[5] Brodbelt, 1792, in Memoirs of the med. Soc. of Lond. V. Nr. 12. v. Sammlung auserlesener Abhandlung f. prakt. Aerzte. B. XIX. p. 547. cf. Overbeck l. c. p. 159.

[6] Horn, 1810, s. Patruban, österr. Zeitschrift f. prakt. Heilkunde, 1859.

[7] Cantu, 1824, Annales de Chim. et de la Physique T. 27.

[8] Audouard, 1843, s. Schneider, Sitzungsberichte der Wiener Akademie. Bd. 40.

[9] Heller, 1858, Bericht des allg. Krankenhauses in Wien.

[10] Walter, 1859, Prager Vierteljahrsschrift, Bd. 63.

[11] Schneider, 1861, Wiener med. Jahrb. 17.

[12] Güntz, 1877, Wiener med. Presse Nr. 45—47.

[13] Vajda, 1880, Ueber den Einfluss des Quecksilbers. Wien.

Overbeck[1] fand bei einer 5 Tage mit Ung. ciner. tractirten Katze den Mercur in allen Organen mit Ausnahmen des Knochensystems. Am grössten war der Quecksilbergehalt in Leber, Gallenblase und Herz. Mayençon und Bergeret[2] injicirten einem Kaninchen 0,15 Sublimat unter die Haut; nach einer Stunde tödteten sie das Thier und fanden den Mercur in allen Organen, vor allem in Leber und Nieren.

Aus diesen Versuchen geht hervor, dass das Quecksilber vorzugsweise durch die Leber und die Nieren ausgeschieden wird, allein man findet es auch im Speichel, in der Milch und im Schweisse.

Nach Lehmann[3] ist das Vorkommen des Mercurs im Speichel ein constantes.

Bergeron und Lemaître[4] haben im Schweisse mehr Quecksilber gefunden, als im Harn.

Hamburger[5] nimmt an, dass das meiste Quecksilber mit der Galle ausgeschieden werde, da er bei Inunctionscuren reichlich Mercur in den Faeces fand.

Es scheint mir denkbar, dass die einzelnen Ausscheidungsorgane für einander stellvertretend eintreten können und dass der Mercur in dem einen Falle vorzugsweise auf diesem, in dem andern auf jenem Wege den Organismus verlässt, sodass das Fehlen des Quecksilbers im Harn noch nicht den Schluss erlaubt, dass überhaupt kein Quecksilber ausgeschieden werde.

Da die Gegner der mercuriellen Behandlung in dem Zurückbleiben des Quecksilbers im Körper einen Beweis für die Richtigkeit ihrer Anschauung von der Schädlichkeit des

1 Overbeck, Mercur und Syphilis, Berlin 1861, p. 40.

2 Bergeret et Mayençon, De l'élimination et de l'action phys. du mercure. (Lyon méd. 1873. t. XII.)

3 Lehmann, cf. Vajda l. c. p. 305.

4 Bergeron und Lemaître. Archives générales 6. Sér. IV. p. 174—184, 1864. Cf. Vajda l. c. p. 272.

5 Hamburger E. W. (Franzensbad). Untersuchungen über die Ausscheidung von Quecksilber während des Gebrauches von Mercurialcuren. Prag. med. Wochenschrift. 4. 5. Jahrg. 1877.

Mercurs zu finden glaubten, und die Erfolge der Behandlung mit Jodkali auf die Eigenschaft desselben zurückführten, den Mercur zu eliminiren, so stellten sich die Autoren, welche in Folge dieses Streites zuerst umfassende Untersuchungen über die Ausscheidung des Quecksilbers anstellten zunächst folgende zwei Fragen:

I. Kann der Mercur jahrelang im Körper verweilen?

II. Befördert das Jodkali die Quecksilberausscheidung?

Lorinser[1] sagt, das Quecksilber kann jahrelang im Körper vorhanden bleiben. ohne dass sich eine Spur davon im Harn nachweissen liesse.

Auch Buchheim[2] meint „dass ein Theil des ins Blut gelangten Quecksilbers für längere Zeit und vielleicht selbst für immer im Körper zurückbleibe.“

Liebig vermochte das Quecksilber nicht im Harn zu finden, Voit[3] erklärt dies dadurch dass: „das Quecksilber durch die Eiweissstoffe im Körper zurückgehalten wird. Und wenn selbst diese Verbindungen mit der Zeit zersetzt werden, so scheint das Metall zum kleinsten Theile sich in Harn auszuscheiden.“

Die vielfach negativen Resultate der zu jener Zeit ausgeführten Harnuntersuchungen, lassen sich darauf zurückführen, dass der Mercur in sehr geringen Mengen im Harn ausgeschieden wird und dass die damals gebräuchlichen Methoden nicht empfindlich genug waren, um so geringe Quantitäten nachzuweisen. Diesem Mangel konnte man nur dadurch abhelfen, dass man grössere Harnmengen zur Untersuchung verwandte. Dies gethan zu haben, ist das Verdienst Wallers[4] in Prag. Waller nahm 15 bis 16 Pfund Urin zu seinen Analysen. Folgendes sind die Resultate seiner Untersuchungen:

---

[1] Lorinser, Mercur und Syphilis 1858. Wiener med. Wochenschrift Nr. 19 und 21.

[2] Buchheim s. Overbeck l. c. pag. 213.

[3] Voit l. c.

[4] Waller, Prag. Vierteljahrsschrift, Bd. III. Jahrg. 1859. Beitrag zur Lösung einiger Streitfragen in der Syphilidologie.

I. Das Quecksilber wird spontan durch die Nieren ausgeschieden.

II. Spontane Ausscheidung erfolgt nach jeder Einverleibungsmethode des Mercurs.

III. Eine kleine Dosis [6—8 Gran Sublimat] reicht hin die Ausscheidung durch die Nieren eintreten zu lassen.

IV. Die spontane Ausscheidung währt durch eine Zeit fort, deren Dauer noch nicht gekannt ist.

Gleichzeitig wurden Untersuchungen von Michaelis[1] angestellt, welche zu folgenden Ergebnissen führten:

I. Zu allen Zeiten während einer Inunctionscur scheidet sich Quecksilber im Harn aus.

II. Der Nachweiss des Mercurs gelingt selbst zwei Monate nach der Incorporation noch.

III. Im dritten Monat konnte Michaelis in dem gesammelten Urin von drei Tagen kein Quecksilber nachweisen. Diese Untersuchung wurde jedoch nur einmal angestellt.

Auf Grund dieser Beobachtungen kam Overbeck zu dem Schluss: „dass die spontane Zersetzung und Ausscheidung des Quecksilberalbuminats allerdings langsam vor sich gehe, jedenfalls Monate unter Umständen bis 7 Monate[2] und länger zu ihrer Vollendung bedürfe.

Obwohl Overbeck die Richtigkeit der Behauptung Lorinsers und Hermanns vom Zurückbleiben des Mercurs zugesteht, so glaubt er doch, dass sich daraus nicht folgern lässt: „dass das zurückgehaltene Metallquantum die Mercurialdyskrasie zu unterhalten vermöge.“

---

[1] Michaelis, siehe Overbeck, Mercur und Syphilis pag. 217.

[2] Prof. Waller erzählt: „In einem Fall von hereditärer Syphilis werden 10 Einreibungen (= 18 Drachmen Salbe) gemacht, am 8.—14. Tage der Cur wird das Quecksilber in dem Harn nachgewiesen. 5 Wochen hindurch zeigt sich keine Erscheinung der Lues, dann 6 Wochen nach der Cur eine Recidive. Das Resultat der Analyse war negativ, 7 Monate nach der Mercurialkur wurde Jodkalium gegeben, es trat Besserung ein, das Resultat der Analyse war positiv, 9 Monate später verschlimmerte sich das Uebel wieder, das Resultat war wieder positiv. Prag. Vierteljahrsschrift T. 66. p. 133. 1860 cf. Vajda l. c. pag. 280.

Overbeck fasste die Resultate seiner Experimente in folgende Sätze zusammen:

I. Das Quecksilber tritt nicht gleich in den ersten Tagen nach der Einverleibung (am wenigsten, wie es scheint, nach kleinen Dosen) im Harn auf, wahrscheinlich, weil es durch die Eiweissstoffe im Körper zurückgehalten wird, bis deren Oxydation erfolgt. In den ersten acht Tagen nach der Einverleibung des Mercur ist dann auch das Jodkali nicht im Stande, die Ausscheidung des Metalls zu veranlassen.

II. Von der zweiten und dritten Woche an, namentlich bei der Einverleibung grösserer Mercurmengen, wie sie bei der Schmierkur geschieht, wird das Quecksilber spontan im Harn ausgeschieden.

III Das Jodkali hat mit grosser Wahrscheinlichkeit eine mercurtreibende Eigenschaft.

IV. Die Mercurausscheidung durch den Urin ist häufig Schwankungen unterworfen, geht mit Steigerung und Verringerung des Metallgehalts einher, ja es tritt vielleicht gar völlige Unterbrechung der Quecksilberausscheidung ein.

Gleichzeitig mit Overbeck veröffentlichte Schneider[1] in Wien die mit seiner Eingangs beschriebenen Methode gewonnenen Resultate, welche noch jetzt ihre volle Geltung besitzen. Schneider sagt:

I. Der Harn von 9 Individuen, die vor längerer Zeit eine Mercurialcur passirten, enthielt kein Quecksilber.

II. Während des inneren Gebrauchs von Quecksilberpräparaten enthält der Harn constant Quecksilber. Ich habe immer die Harnmenge von einigen Tagen zur Untersuchung verwendet, weil ich beobachtete, dass häufig der innerhalb 24 Stunden entleerte Harn zur Auffindung des Hg. unzulänglich ist. In so kleinen Mengen wird dieses Metall durch die Nieren ausgeschieden.

III. Die Ausscheidung des Quecksilbers dauert auch nach der Kur noch fort. Die ersten 8 Tage danach findet man den Harn constant quecksilberhaltig; in einem Falle habe ich nach 4 Wochen, und in einem anderen Falle 6 Wochen

[1] Schneider, Wiener med. Jahrbücher, 17. Jahrg. 1. Bd. 1861.

nach Ablauf der innerlichen Quecksilberkur in dem von 4 Tagen gesammelten Harn Quecksilber nachzuweisen vermocht.

Die Frage ob der innere Gebrauch des Jodkaliums die Ausscheidung der Metalle aus dem Organismus befördert beantwortet Schneider folgendermassen:

Wird unmittelbar nach der Mercurialcur Jodkalium gebraucht, so ist der Anfangs der Jodkur entleerte Harn quecksilberhaltig, wie dies auch ohne Jodgebrauch der Fall ist; ein je längerer Zeitraum nach beendeter Mercurialkur verstrichen ist, desto beträchtlicher ist der Quecksilbergehalt vermindert; um denselben nachzuweisen, muss der Gesammtharn von 5–6 Tagen dazu verwandt werden! Liegen einige Monaten zwischen beiden Kuren, so sucht man im Harne vergebens nach Quecksilber.

Die zahlreichsten Untersuchungen, welche auf diesem Gebiete vorliegen, wurden auf der Klinik Sigmund in Wien von Vajda und Paschkis ausgeführt.[1]

Diese Untersuchungen hatten vor allen Dingen den Zweck, zu beweisen, dass die späteren Formen der Syphilis in keinem causalen Zusammenhange mit dem Zurückbleiben des Quecksilbers im Organismus stehen, wie dies Hermann und andere behauptet hatten.

In den 200 Fällen, auf welche sich die Untersuchungen von Vajda erstreckten, ist ein ungemein werthvolles Material zusammengestellt, dessen Benützung sich alle die, welche sich eingehend mit dieser Frage beschäftigen wollen, nicht werden entschlagen können.

Die Schneider'sche und Ludwig'sche Methode, deren sich Vajda bei seinen Analysen bediente, bürgt für die Richtigkeit der Resultate, die Anamnesen und Krankengeschichten sind aufs sorgfältigste ausgearbeitet, und die geführte Behandlung ist aufs Genaueste angegeben.

Soweit ich nun auch entfernt bin, die erhaltenen Re-

---

[1] Vajda l. c.

sultate der Analysen in Frage zu stellen, so hat doch eine aufmerksame Lectüre der einzelnen von Vajda beschriebenen Fälle in mir die Ueberzeugung erweckt, dass seine Statistiken mancherlei Einwurf gestatten und dass die Folgerungen, welche Vajda aus denselben zu machen sich für berechtigt hält, in vielen Fällen nicht zulässig sind.

Ich habe mir zunächst eine Zusammenstellung der Fälle gemacht, welche mit Inunctionen behandelt wurden. Es ist dies die überwiegende Mehrzahl der Fälle.

Ich gebe im Folgenden eine kurze Statistik dieser Fälle: Vajda unterscheidet mehrere Klassen:

In der I. Klasse sind solche Fälle zusammengestellt, wo das Quecksilber von Vajda verabfolgt und gefunden wurde.

In 15 Fällen wurde die Untersuchung während der Inunctionskur ausgeführt. In den meisten Fällen waren schon mehrere Einreibungen der Untersuchung vorangegangen, doch ergab auch schon die Untersuchung nach der 5. und 8. Einreibung ein positives Resultat. In einem Falle (57) wurde das Quecksilber schon nach einer Einreibung im Urin nachgewiesen. Doch ist hierbei nicht zu übersehen, dass der Kranke bei seinem Eintritt mit tertiärer Syphilis behaftet war und vor seinem Eintritt mit Sublimat-Injectionen behandelt worden war.

Unter derselben Rubrik finden sich 22 Fälle, in welchen eine Quecksilberausscheidung nach beendigter Inunctionskur constatirt wurde.

In 12 Fällen wurde die Analyse innerhalb der ersten 4 Wochen nach der Kur ausgeführt. In 8 Fällen waren seit der letzten Einreibung 2—5 Monate vergangen, in einem Falle 15 Monate, in einem anderen 2 Jahre. Die Zahl der vorausgegangenen Einreibungen schwankt zwischen 8 und 66.[1]

In der II. Klasse beschreibt Vajda die Fälle, in welchen das Quecksilber von ihm verabfolgt und nicht gefunden wurde.

In 3 Fällen ergab die Untersuchung ein negatives Re-

[1] Auf der Strassburger Klinik erhalten die Patienten selten mehr wie 24 Einreibungen.

sultat während der Inunctionskur. Es handelt sich hier um eine einmalige Untersuchung nach nur 2 oder 3 vorausgegangenen Einreibungen. Angesichts der Erfahrung, dass bei Application von metallischem Quecksilber auf die Haut das Quecksilber erst nach Verlauf von mehreren Tagen in den Harn überzugehen pflegt, kann man sich über das negative Resultat bei diesen Analysen nicht wundern.

Fürbringer,[1] welcher metallisches Quecksilber in einer Emulsion injicirte, fand dasselbe frühestens am 4. spätestens am 7. Tage.

In 17 Fällen war die Untersuchung einer Inunktionskur vorausgegangen, 9 Fälle wurden im 1. Monat nach der Kur untersucht, bei den andern 8 lag zwischen der letzten Einreibung und dem Tag der Analyse ein längerer Zeitraum.

Man darf nicht vergessen, dass es sich in den meisten Fällen nur um eine einmalige Untersuchung handelt.

Nun aber steht fest, dass die Quecksilberausscheidung im Harn keine constante ist, sondern zeitweise Unterbrechungen erfährt.

In der III. Klasse sind die Fälle verzeichnet, in welchen Quecksilber angeblich verabfolgt und gefunden wurde. Die Zahl der vorausgegangenen Einreibungen schwankt zwischen 4 und 61.

In 9 Fällen ergab die Analyse im 1. Jahre nach der Cur ein positives Resultat, in 1 Fall im zweiten Jahre nach der Cur, in 1 Fall im 5. Jahre und in einem Falle im 7. Jahre (116.) nach der Cur. Zu letzterem Falle möchte ich bemerken, dass die Pat. — so steht in der Krankengeschichte — einen Monat vor der Analyse wegen Halsweh und Ausschlag, eine Medicin innerlich bekam.

Die IV. Klasse enthält die Fälle, wo Quecksilber angeblich verabfolgt und nicht gefunden wurde. Es wurden untersucht:

4 Fälle innerhalb des 1. Jahres nach der Inunctionskur. 6 Fälle ein Jahr nach der Inunctionskur. 11 Fälle im 2—8. Jahre nach der Inunctionskur.

---

[1] Virchow's Archiv. XXIV. 2 pag. 129.

Die V. Klasse enthält Fälle von Spätsyphilis, wo angeblich keine mercurielle Behandlung vorausgegangen war und doch Quecksilber im Harn gefunden wurde.

In der VI. Klasse finden wir eine Zusammenstellung von solchen Fällen tertiärer Syphilis, bei welcher angeblich kein Quecksilber verabfolgt worden war und bei denen keines gefunden wurde.

Vajda stellt sich folgende Fragen:

1) Steht das Zurückbleiben des Quecksilbers in ursächlichem Zusammenhang mit den späteren Formen der Syphilis:

2) Wann wird endlich das Quecksilber ausgeschieden?

3) Welches sind die Bedingungen der Ausscheidung?

Die Beurtheilung der Angaben Vajdas über den Zeitpunct der Ausscheidung, muss man berücksichtigen, dass es sich meist nur um eine Analyse handelt. Hätte er im einzelnen Falle mehrere Untersuchungen gemacht oder, wie bereits Schneider empfiehlt, den Gesammturin mehrerer Tage untersucht, so darf man annehmen, dass das Verhältniss zwischen den positiven und negativen Ergebnissen der Analyse ein wesentlich anderes geworden wäre.

Es ist allgemein bekannt — Vajda selbst erwähnt dies an verschiedenen Stellen — dass die Quecksilberausscheidung oft Unterbrechungen erleidet, welche sich auf mehrere Tage erstrecken können. Es kann sich hierbei um eine wirkliche Unterbrechung handeln, oder aber um ein Herabsinken der Menge des ausgeschiedenen Quecksilbers unter eine gewisse Grenze, welche den Nachweis nicht mehr gestattet. Dann ist auch bekannt, dass bei Einreibungen mit grauer Salbe mehrere Tage vergehen, bis das Quecksilber im Urin erscheint. Macht man daher in den ersten Tagen einer Inunctionskur eine einmalige Harnuntersuchung und erhält ein negatives Resultat, so kann man daraus noch weiter gar keinen Schluss ziehen.

Vajda glaubt, dass sich nach Jahren ebenso häufig Quecksilber im Harn finden lasse, wie in den ersten Wochen nach der Kur. Seine Analysen scheinen mir jedoch dieses nicht zu beweisen. Von den 72 Fällen, welche nach beendeter Inunktionskur untersucht wurden, kommen im 1. Jahre nach der Kur auf 29 positive, 22 negative Fälle, in späteren Jahren auf 5 positive, 16 negative.

Die Dauer der Remanenz soll sich auf 13 Jahre erstrecken. In den meisten Fällen handelt es sich um Monate oder 1 – 5 Jahre, für ein längeres Zurückbleiben sprechen nur 4 Fälle.

Fall 115 wo nach Decoct. Zittm. noch 6 Jahre nachher Quecksilber gefunden wurde.

Fall 116 wo nach 17 Einreibungen noch 7 Jahre nachher Quecksilber gefunden wurde. Letzteren habe ich bereits oben besprochen.

Fall 119 wo das Quecksilber noch 12 Jahre nach einer Schmierkur gefunden wurde. Hier finde ich die Bemerkung: „Gegenwärtig seit einem Jahre Knochenschmerzen. Schmierkur und Jodkalium innerlich.“ Hiernach würde sich die Remanenz in diesem Falle auf höchstens 1 Jahr beschränken.

Fall 106 wo nach dem Gebrauch von Sublimat-Pillen noch 13 Jahre nachher Quecksilber im Harn gefunden wurde. Es fällt mir schwer, zu glauben, dass noch so lange Zeit nach einer Mercurialkur Quecksilber in nachweisbaren Quantitäten ausgeschieden werden sollte. Da die Patientin so lange Zeit der ärztlichen Beobachtung entzogen war, so ist es schwer zu sagen, ob sie in der Zwischenzeit keinerlei mercurielle Behandlung erhalten hat. Am sichersten sind in dieser Beziehung die Anamnesen von Prostituirten, so lange sie den Wohnort nicht wechseln.

Es ist Vajdas Verdienst, auf den Einfluss der Qualität des Präparats auf den Zeitpunkt der Ausscheidung aufmerksam gemacht zu haben. Seine Ansicht geht dahin, dass: „leicht lösliche Quecksilberverbindungen durchschnittlich das Gefässsystem rascher passiren.“

Auch ist es nöthig, eine gewisse Quantität Quecksilber einzuverleiben, um es im Urin nachweisen zu können. Dieselbe differirt sehr bei diversen Mercurial-Präparaten. Bei Quecksilber-Cyanidinjection nach 9 mgr., bei grauer Salbe nach 6 grm. Vajda zieht hieraus den Schluss: „Von leichter löslichen Präparaten werden kleinere Mengen verbraucht, bis es zur Excretion kommt". Meine Untersuchungen haben das bestätigt.

Dass Excretion und Wirkung identisch seien, möchte ich nicht a priori behaupten. Jedenfalls besteht zwischen dem klinischen Befunde und dem Ergebniss der Analyse kein constantes Verhältniss. Ich möchte in dieser Hinsicht auf 2 Fälle in meinen Analysen verweisen.

Ein kräftiger junger Mann von 21 Jahren mit einem kleinpapulösen Syphilid an Brust und Rücken bekam 17 Einreibungen und 5 Injectionen von Glycocoll-Quecksilber, der während der Schmierkur untersuchte Urin enthielt reichlich Quecksilber. Nach 4 wöchentlichem Aufenthalt wurde der Patient auf Wunsch entlassen, ohne dass die geringste Besserung in seinem Befinden zu constatiren war. Bei einem Mädchen von 20 Jahren welches ebenfalls mit einem papulösen Syphilid in Behandlung kam, waren schon nach 9 Einreibungen die Papeln rückgängig, im Harn fand sich keine Spur von Quecksilber. Erst nach der 13. Einreibung war es nachzuweisen.

Ein directes Verhältniss zwischen Dauer der Remanenz und der Quantität des einverleibten Quecksilbers konnte Vajda nicht constatiren.

Eine das Quecksilber eliminirende Eigenschaft kommt den Jod-Präparaten nach Vajda nicht zu.

Die Untersuchungen von Schmidt[1] in Dorpat führten zu folgenden Ergebnissen:

I. Sowohl bei subcutanen Sublimatinjectionen, als auch bei Anwendung der grauen Salbe und dem innerlichen Gebrauche des Calomel lässt sich das Quecksilber im Urin nachweisen, doch ist die Quantität je nach dem verbrauchten Präparate verschieden. Bei Injection von 1/5 Gran Sublimat

---

[1] Schmidt, Ein Beitrag zur Frage der Elimination des Quecksilbers aus dem Körper, mit besonderer Berücksichtigung des Speichels. (Diss. Dorpat.) St. Petersburger med. Wochenschrift. Nr. 22. 1877.

pro dosi et die ist die im Harn erscheinende Mercur-Menge weit grösser, als bei endermatischer Application von $^1/_2$ Drachme Ung. ciner., ja sogar von einer ganzen Drachme der Salbe. Die nach Calomel-Gebrauch (3 Gran täglich) ausgeschiedene Quecksilbermenge hält die Mitte zwischen der nach 1 Drachme ung. ciner. und $^1/_5$ Gran Sublimat.

II. Nach subcutaner Injection geht das Quecksilber viel rascher in den Harn über, als bei der Schmierkur und auch in dieser Beziehung steht das Calomel in obiger Dosis gegeben in der Mitte.

III. Bei verschiedenen Individuen schwankt nach Anwendung von Sublimatinjectionen, die im Urin ausgeschiedene Quecksilbermenge nicht bedeutend, differirt aber beträchtlich bei Patienten, die mit grauer Salbe behandelt werden.

Ein ähnlicher Einfluss wie dem Jodkali, nämlich eine Beförderung der Elimination des Quecksilbers, ist auch den Schwefelbädern zugeschrieben worden. Schon Overbeck[1] äussert sich dahin, dass „die Schwefelbäder gewiss die Mercurialdyscrasie heilen, indem sie die Oxydation des Quecksilberalbuminats und durch Bethätigung aller Secretionen die Ausscheidung des Metalls namentlich durch die Haut befördern".

In neuester Zeit wurde diese Frage wieder aufgenommen von Güntz,[2] welcher behauptet, dass der erhöhte Stoffwechsel

---

[1] Overbeck, l. c. p. 247.

[2] Güntz: Ueber das Vermögen der Schwefelwässer, die Ausscheidung des Quecksilbers im Harn nach Quecksilberkuren wieder anzuregen. Vierteljahrsschrift für Dermatologie und Syphilis Jahrg. 1877.

— — Neue Erfahrungen über die Behandluug der Syphilis und Quecksilberkrankheit mit besonderer Berücksichtigung der Schwefelwässer und Soolbäder. 1878.

— — Ueber den Einfluss der russischen Dämpfbäder auf die Ausscheidung des Quecksilbers bei Quecksilberkranken. 1880.

eine Steigerung, resp. ein Erscheinen des Quecksilbers zur Folge hat.

Die Behauptungen des Herrn Dr. Güntz fanden einen lebhaften Widerspruch bei Oberländer.[3]

Während Vajda seine Untersuchungen an vielen Patienten anstellte und im einzelnen Falle meist nur eine Analyse ausführte, machte Oberländer seine Beobachtungen an nur drei Patienten, von denen er durch längere Zeit – in einem Falle über ein Vierteljahr — den Harn auf Quecksilber untersuchte. Gleichzeitig bestimmte er die Menge des ausgeschiedenen Harnstoffs, um zu sehen, ob der Stoffwechsel in einem directen Verhältniss zur Quecksilberausscheidung steht.

Das Gesammtresultat seiner Untersuchungen fasst Oberländer in folgende Sätze zusammen:

1) Die durch keine Kurmittel bewirkte, natürliche und freiwillige Ausscheidung von Quecksilber durch den Harn nach Quecksilberkuren lässt sich bis zum 190. Tage nach dem Aufhören der Incorporation nachweisen. Es finden sich dabei, wie es schon vermuthet wurde, aber noch nicht bewiesen war, Exacerbationen und Remissionen, auch vollständig ausscheidungsfreie Pausen statt. Erstere können sich bis auf 8, letztere bis auf 10 Tage erstrecken und sind dieselben nicht an frühere oder spätere Perioden in der angegebenen Zeit gebunden; auch sind Schwankungen und freie Pausen in kleineren Zeiträumen von 12—24 Stunden und noch darunter vorhanden.

2) Die auf irgend welche Weise bewirkte künstliche Erhöhung des Stoffwechsels bietet nach den Untersuchungsresultaten eine Möglichkeit, nicht aber eine Wahrscheinlichkeit und am allerwenigsten eine zwingende Nothwendigkeit zur Ausscheidung des Quecksilbers im Harn.

---

[3] Oberländer, Versuche über die Quecksilberausscheidungen durch den Harn nach Quecksilberkuren. Vierteljahrsschrift für Dermatologie und Syphilis. Jahrgang 1880.

3) Es ist ebensowenig mit Sicherheit erwiesen, dass die Wiedererscheinung des Merkurs im Harn in der gedachten Zeit mit einer Erhöhung des Stoffwechsels, in specie einem vermehrten Eiweisszerfall im Organismus ursächlich zusammenhängt.

Die Untersuchungen, welche ich in Strassburg auf der Klinik des Herrn Professor Wieger anzustellen Gelegenheit hatte, beziehen sich auf 51 Fälle.

A. 21 Fälle, welche mit Injectionen behandelt wurden.

B. 10 Fälle, welche mit grauer Salbe behandelt wurden.

C. 19 Fälle, bei denen eine Quecksilber-Behandlung vorangangen war.

D. 1 Fall, welcher mit Hydrarg. bijod. rubr. innerlich behandelt worden war.

Von den 21 Patienten, welche Injectionen bekamen, waren 18 früher noch nicht mit Quecksilber behandelt worden, einer (17) hatte einen Monat vorher Pillen von Hydrarg. jod. flav. erhalten, der zweite hatte vor 2 Jahren 25 Einreibungen und vor einem Jahre 12 Injectionen von Glycocoll-Quecksilber erhalten, bei dem dritten Fall (19) waren 30 Einreibungen vor 5 Monaten vorausgegangen.

Es wurden behandelt:

17 Fälle mit Glycocoll-Quecksilber.
1 Fall mit Alanin-Quecksilber.
2 Fälle mit Pepton-Quecksilber.
1 Fall mit Bicyan-Quecksilber.

Es kam mir vor allen Dingen darauf an, beim Beginn der Ausscheidung zu constatiren. Hierzu sind 16 Fälle geeignet. Das Quecksilber wurde gefunden:

In 7	Fällen	nach 1	Injection	von	0,01	Glycocoll-Hg.
„ 2	„	„ 1	„	„	0,02	„ „
„ 3	„	„ 1	„	„	0,03	„ „
„ 1	Fall	„ 2	„	„	0,01	„ „
„ 1	„	„ 4	„	„	0,02	„ „
„ 1	„	„ 1	„	„	0,02	Alanin-Hg.
„ 1	„	„ 3	„	„	0,01	Bicyan-Hg.

In einem Falle war es nach 1 maliger Injection von 0,03 Glycocoll-Hg. nicht möglich, das Quecksilber nachzuweisen.

In 2 Fällen, welche Pepton-Hg. 0,02 pro dosi erhielten, konnte ich weder nach der ersten noch nach der zweiten Injection das Quecksilber nachweisen.

Es scheint mir daraus hervorzugehen, dass das Glycocoll-Hg. sehr rasch ausgeschieden wird und zwar schon nach Injection von kleinen Dosen. In 2 Fällen fand es sich schon in dem in den ersten 12 Stunden nach der Injection entleerten Harn. Jedenfalls beginnt bei Injectionen mit Glycocoll-Hg. die Ausscheidung viel früher, als wie dies bei Anwendung der grauen Salbe der Fall ist. Ich komme später noch auf diesen Punkt zurück.

Eine weitere Frage wäre es, ob bei Injectionen von Glycocoll-Hg. die Elimination eher beginnt, als bei Injection von anderen Quecksilberpräparaten. Leider standen mir nicht genug frische Fälle zu Gebote, um den mit Glycocoll-Hg. behandelten eine gleiche Anzahl von mit Bicyan-Hg., mit Pepton-Hg. und mit Sublimat-Injectionen behandelten Fällen gegenüberzustellen. Ich muss mich daher auf die in der Literatur verzeichneten Fälle berufen.

Vajda [1] giebt an schon nach 2 Sublimatinj. Quecksilber im Harn gefunden zu haben. Grünfeld[2] giebt an, das Sublimat schon nach 2 Inj., in einem Falle schon nach einer einzigen gefunden zu haben, und zwar schon nach dem Gebrauche von 2 Milligramm. [3]

Byasson [4] injicirte sich 0,02 Sublimat unter die Haut; nach Verlauf von zwei Stunden findet er Quecksilber in seinem Harn, nach 4 Stunden findet er es im Speichel; die Ausscheidung hört vollständig auf nach 24 Stunden. Bei Quecksilberchloridalbuminat-Injection konnte Vajda das Quecksilber erst nach 3 Inj. von 0,01 nachweisen, Bamberger schon nach 2 Inj. von 9 Milligramm.

[1] Vajda, l. c. pag. 287.

[2] Wiener med. Presse 1868 Nr. 49.

[3] Med. Jahrb. d. k. k. Gesellschaft d. Aerzte 1877. I. Heft p. 113.

[4] Hallopeau, du mercure, pag. 59.

Das Bicyanquecksilber verwandte Vajda ebenfalls zu subcutanen Inj. zu 3 Milligramm pro dosi: er konnte das Quecksilber erst nach 3 Injectionen im Harn nachweisen.

Berücksichtigt man, wie verschieden die an verschiedenen Patienten bei Anwendung desselben Präparats gewonnenen Resultate sind, so wird man sich überzeugen, dass es ungemein schwer ist, zu entscheiden, ob dem einen oder anderen zu Injectionen verwandten Präparate der Vorzug gebührt.[1]

Dass nach einmaliger Injection die Ausscheidung schon nach 24 Stunden beendigt ist, wie Byasson behauptet, mag für viele Fälle stimmen, ein Fall (Nr. 7.) meiner Analysen spricht entschieden dagegen, dass es immer so ist. In dem genannten Falle liess sich noch 6 Tage nach der Injection das Quecksilber im Harn nachweisen.

Die Menge des bei Anwendung von 0,01 Glycocoll-Hg. mit dem Harn ausgeschiedenen Quecksilbers ist ungemein gering, der Nachweis deshalb sehr schwierig.

Nur so kann ich mir erklären, dass es in einzelnen Fällen nach 3 oder 4 Injectionen nicht möglich war, den Mercur im Urin nachzuweisen, obwohl die Untersuchung schon nach der ersten oder zweiten Injection ein positives Resultat ergeben hatte.

Von den 10 Fällen, bei welchen während der Schmierkur der Harn untersucht wurde, konnte in 8 Fällen der Mercur im Harn nachgewiesen werden und zwar in:

1 Falle	nach	8	Einreibungen	Nr. 29.
2 Fällen	„	12	„	Nr. 27. 28.
3 Fällen	„	13	„	Nr. 22. 25. 26.
1 Falle	„	16	„	Nr. 24.
1 Falle	„	22	„	Nr. 23.

[1] Ich hatte Gelegenheit in München den Urin von einer Reihe von Patienten zu untersuchen, welche mit Bicyan-Hg. behandelt wurden. Das Hg. ging auch bei Anwendung dieses Präparats meist sehr rasch in den Harn über. Von der Wiedergabe der untersuchten Fälle muss ich leider abstehen, da die Kranken gleichzeitig local mit Calomel und Salzwasser behandelt wurden und mir der Vorwurf, dass Hg. mechanisch dem Urin beigemengt worden sei, gemacht werden könnte.

Die genannten Fälle bestätigen die Erfahrung, die schon Overbeck gemacht hat, dass man in den ersten acht Tagen der Schmierkur gewöhnlich im Harn vergeblich nach Quecksilber sucht, in der zweiten und dritten Woche aber die spontane Ausscheidung beginnt. Nr. 27 und 28 zeigen auch, dass die Ausscheidung keine constante ist, wie ebenfalls Overbeck und nach ihm Vajda und Oberländer hervorgehoben haben.

Von den 19 Fällen welche nach beendigter Mercurialcur untersucht wurden, sind 10 mit Einreibungen, 6 mit Injectionen von Glycocoll-Hg. und 3 successiv mit Einreibungen und Injectionen von Glycocoll-Hg. behandelt worden (Nr. 32. 46. 49.)

Von den Patienten, welche eine Schmierkur passirt hatten, gab die Untersuchung ein positives Resultat

in 1 Fall 2 Tage nach beendigter Cur (Nr. 36).
in 2 Fällen 8 Tage nach „ „ (Nr. 40 u. 42).
in 2 „ 3 Wochen nach „ „ (Nr. 34 u. 38).

Im letzten Falle (Nr. 38) war nach der Schmierkur der Sirop de Gibert gegeben worden.

In 5 Fällen ergab die Analyse ein negatives Resultat und zwar:

In 1 Fall in der ersten Woche nach der Cur (Nr. 29).*
„ 2 Fällen im ersten Monat „ „ „ (Nr. 33 u. 35).
„ 1 Fall im dritten „ „ „ „ (Nr. 37).
„ 1 „ im ersten Jahre „ „ „ (Nr. 41).

Von den 6 Fällen, welche mit Injectionen von Glycocoll-Hg. behandelt worden waren, ergaben zwei ein positives Resultat und zwar beide im 2. Monat nach der Cur. (Nr. 44. 45.)

Ein negatives Resultat ergab die Analyse

im Fall 43 im 4. Monat nach der Cur
im Fall 50 im 7. „ „ „ „
im Fall 48 im 7. „ „ „ „
im Fall 47 im 8. „ „ „ „
im Fall 43 im 9. „ „ „ „
im Fall 47 im 13. „ „ „ „

* Wegen Entlassung der Patientin nur einmalige Untersuchung.

In den Fällen wo Einreibungen und Injectionen vorausgegangen waren, wurde das Quecksilber

gefunden:

in Fall 32 drei Wochen nach der Cur;

nicht gefunden:

in Fall 46 im 3. Monat nach der Cur.
„ „ 32 „ 6. „ „ „ „
„ „ 49 „ 8. „ „ „ „
„ „ 46 „ 9. „ „ „ „

In Fall 51 konnte bei innerlichem Gebrauch des Hydrarg. bijod. rubr. 0,02 pro die und Jodkalium das Quecksilber im Harn nicht nachgewiesen werden, obwohl in dem Befinden des Patienten auf den Gebrauch der Medicin eine entschiedene Besserung eingetreten war.

Die Resultate meiner Untersuchungen lassen sich in folgende Sätze zusammenfassen:

I. Bei Injectionen von Glycocoll-Quecksilber ist der Mercur meist schon nach 24 Stunden im Harn zu finden, während er bei Anwendung der grauen Salbe erst nach 8—12 Einreibungen im Harn nachweisbar ist.

II. Um zu entscheiden, ob in einem Falle noch nach der Cur eine Ausscheidung stattfindet, ist es nothwendig, den Harn während mehrerer Tage zu untersuchen, da — wie bekannt — die Ausscheidung keine constante ist, oder — wie bereits Schneider empfiehlt — den Gesammtharn mehrerer Tage zu analysiren, da die während 24 Stunden ausgeschiedene Quecksilbermenge sehr gering ist.

III. Zwei Monate nach Injectionen von Glycocoll-Hg. kann man den Mercur im Harn noch nachweisen, später gelingt der Nachweis desselben — selbst in dem gesammelten Urin mehrerer Tage — nicht mehr.

ANALYSEN.

Personalien.	Tag der Aufnahme.	Anamnese und Vorbehandlung. Diagnose.	Datum.	Behandlung.	Ergebniss der Analyse.	Bemerkungen.
1.						
A. Christine	23.	Ulc. Syphilide der Nasen-	29. März		—	13. April Ulc.
19 J. alt.	März	öffnungen.	30. „	I. Inj.	+	vernarbt.
P. p.	1882.	Locale Behandlung mit	31. „	II. „	+	
		weisser Präcipitatsalbe.	1. April		+	
		Vom 30. März ab Injectio-	2. „		+	
		nen von Glycocoll-Queck-	3. „	III. „	—	
		silber 0,01 pro dosi.	4. „	IV. „	+	
			5. „	V. „	+	
			6. „		+	
2.						
R. Eva	14.	Papul eros. numeros. ad	31. März	I. Inj.	+[1]	15. April Con-
17 J. alt.	Febr.	anum.	1. April		+	dylome rück-
Magd.	1882.	Früher keine allgemeine	2. „		—	gängig. Ad
		Behandlung.	3. „	II. „	+	anum noch
		Seit 31. März Injectionen	4. „	III. „	—	geringe In-
		von Glycocoll-Queck-	5. „	IV. „	+	filtrate.
		silber 0,01 pro dosi.	6. „		—	
3.						
V. Rosine	24.	Condyl. der äusseren Geni-	30. März	I. Inj.	—	
23 J. alt.	März	talien.	31. „	II. „	+	
Magd.	1882.	Früher keine allgemeine	1. April		—	
		Behandlung.	2. „		—	
		Local sol. cupri sulph.	3. „	III. „	—	
		Seit 30. März Injectionen	4. „	IV. „	—	
		von Glycocoll-Queck-				
		silber 0,01 pro dosi.				

[1] Der Urin von 12 Uhr Mittags bis 8 Uhr Abends und von 8 Uhr Abends bis 8 Uhr Morgens wurde getrennt untersucht und in beiden Portionen Quecksilber gefunden.

Personalien.	Tag der Aufnahme.	Anamnese und Vorbehandlung. Diagnose.	Datum.	Behandlung.	Ergebniss der Analyse.	Bemerkungen.
4.						
Kl. Margarethe	20.	Papul. eros. ad anum.	30.März	I. Inj.	+	
	März	Keine Vorbehandlung.	31. „		—	
19 J. alt.	1882.	Local: Aetzung der Condylome mit Liq. hydrarg.	1. April	II. „	+	
Magd.			2. „		—	
		nitr. oxydulat.	3. „	III. „	—	
		Seit 30. März Injectionen	4. „		—	
		von Glycocoll-Quecksilber 0,01 pro dosi.	5. „	IV. „	—	
5.						
G. Magdalena	16.	Roseola. Papul. exulc. lab.	Octobr.			
	Oct.	maj.	18. früh	I. „		
22 J. alt.	1881.	Keine Vorbehandlung.	„ Abds.		—	
Magd.		Am 18. October 1881. In-	19. früh		+	
		jection von 0,03 Glyco-	„ Abds.		—	
		coll-Quecksilber	20. früh		—	
6.						
W. Magdalena	20.	Papul.eros.ad genitalia omnia,	Octobr.			Am 23. Oct.
	Oct.	scleradenitis univ.	22. früh	I. „		nur 200 ccm.
22 J. alt.	1881.	Angina syphilitica.	„ Abds.		—	Harn zur Untersuchung
Magd.		Patientin hat vor 5 Jahren	23. früh		—	erhalten.
		geboren.	„ Abds.			
		Keine Vorbehandlung.	24. früh		—	
		Am 22. October 1881 Injection von 0,03 Glycocoll-Quecksiiber.	„ Abds.		—	
7.						
K. Christine	21.	Condyl. ad. lab. maj. Ro-	Octobr.			15. Dez. 1881
19 J. alt.	Oct.	seola. Angina syphilit.	22. Abds	I. „	+	geheilt ent-
Magd.	1881.	Keine Vorbehandlung.	23. früh		+	lassen.
		Am 22. October Injection	„ Abds.		+	
		von 0,04 Glycocoll-	24. früh		+	
		Quecksilber.	„ Abds.		+	
			26.		+	
			28.		+	
			29.		—	
8.						
K. Elise	1.	Pat. hat früher an Syphili-	1. Nov.	I. „	+	Exit 5. Jan.
22 J. alt.	Nov.	tis gelitten, ist aber nicht				1882.
P. p.	1881.	mit Quecksilber behan-				

Personalien.	Tag der Aufnahme.	Anamnese und Vorbehandlung. Diagnose.	Datum.	Behandlung.	Ergebniss der Analyse.	Bemerkungen.
		delt worden. Sie ist zur Zeit wegen Urethritis in Behandlung. Am 1. Nov. exp. grat. Injection mit 0,02 Glycocoll-Quecksilber.				
9. St.Philipp 39 J. alt Taglöhner	1. Nov. 1881.	Scleros. in lam. int. präp. Scleradenitis ing. bil. multipl. Keine Vorbehandlung. Am 1. November Injection von 0,02 Glococoll-Quecksilber.	1. Nov. 2. früh 3. Abds.	I. Inj.	+ + +	Am 9. Nov. geheilt entlassen.
10. L. Jacob 23 J. alt. Mechaniker.	17. Oct. 1881.	Condyl.exulc. in cute penis. Papul. per tot. cut. disp. Keine Vorbehandlung. Am 2. Novbr. Abends Injection von 0,01 Glococoll-Quecksilber.	2. Nov. 3. „	I. Inj.	+	Exit. 19. Nov.
11. H.		Mitte September 1881 Roseola und Condylome am Präputium. Behandelt mit Injectionen von Glycocoll-Quecksilber 0,01 pro dosi. Am 20. Oct. 24. Injection.	2. Nov.		+	Pat. wurde ausserhalb des Spitals behandelt.
12. Z. Georg 17 J. alt. Buchdrucker.	24. März 1882.	Im Jahre 1881 hat Patient am Tripper gelitten. Am 19. März 1883 Urethritis blenn. acuta. Am 24. März: Phimosis e scle-	März 31. früh „ Abds April 1. früh	 I. Inj. II. Inj.	 — +*	Am 7. April bittet Pat. wegen heftiger Schmerzen um Aussetzen

* 24 Stunden nach den ersten Injectionen war der Urin quecksilberhaltig.

Personalien.	Tag der Aufnahme.	Anamnese und Vorbehandlung. Diagnose.	Datum.	Behandlung.	Ergebniss der Analyse.	Bemerkungen.
		rosi in lam. int. praeputii. Scleradenitis ing. bilat. Umschläge mit Bleiwasser. Ausspritzungen des Präputialsacks mit Sol. acid. carbol. 2 : 100. Vom 31. III. bis 7. IV Injectionen von Glycocoll - Quecksilber 0,01 pro dosi.	2. April 3. „ 4. „ 5. „ 6. „	 III. Inj. IV. „ V. „ VI. „	— — + + —	der Injectionen. An einer Einstichstelle lebhafte Röthung zu bemerken. Die Haut nekrotisirt im Umfange eines 10-Pfennigstücks bis zum 14. IV.
13. B. Ferdin. 25 J. alt. Bäcker.	23. März 1881.	Im August 1881 Schanker, welcher mit Emplastr. mercur. behandelt wurde. Pat. will von Aug. 1881 bis März 1882 keine Symptome secund. Syphilis gehabt haben. 19. III. 82. Condyl. ad scrotum. Locale Behandlung mit Sol. cupr. sulph. 27. III. Roseola. Angina. 28. III. Erste Inj. v. Glycocoll-Quecksilber 0,01 pro dosi.	28. März 29. „ 30. „	I Inj. II. Inf.	+* + —	
14. Z. Magdalena 19 J. alt. P. p.	24. Sept. 1881.	Vom 8. Sept. 1880 bis 9. Juli 1881 sechsmal wegen Urethritis auf der Abtheilung. 24. Sept. 1881: Pap. exulc. ad labia majora. 23. Oct. Papul. maculis in-	25. Oct. 26. „ 27. „	I. Inf.	+ — —	Vom 28. Jan. bis 1. Febr. 82 wieder in Behandlung wegen Ulc. ad commiss. post. Papul.

* 24 Stunden nach der ersten Injection war der Urin quecksilberhaltig.

Personalien.	Tag der Aufnahme.	Anamnese und Vorbehandlung. Diagnose.	Datum.	Behandlung.	Ergebniss der Analyse.	Bemerkungen.
		termixt. per tot. cut. dispersae. 25. Oct. Inj. von 0,02 Alaninquecksilber. Bis 2. Nov. keine weitere Behandlung. 2. Novbr. Syphilid vollkommen zurückgegangen. Vom 2. Nov. bis 8. Dez. noch 22 Einreibungen. Am 8. XII. 1881 geheilt entlassen.				exulc. ad anum.
15.						
W. Louise	25.	Ulc. ad nat. dextr.	7. April	I. Inj.	—[1]	
24 J. alt.	Febr.	Keine Vorbehandlung.	8. „		—	
P. p.	1882.	Vom 7. April ab Inj. von	9. „	II. „	—	
		Hydrarg. pepton. 0,02 pro dosi.	10. „		—	
16.						
B. Mina	27.	Vom 17. XII. 1881 bis 4	7. April	I. Inj.	—[1]	11. April III. Inj.
18 J. alt.	März	III. 1882 wegen Iritis	8. „		—	
P. p.	1882.	syph. in Behandlung.	9. „	II. „	—	12. April geheilt entlassen.
		Keine mercurielle Vorbehandlung. 27. III. 82 Iritis ocul. dextr. Scab. Papula erosa ad lab. maj. d. Vom 1. IV. ab Inj. von Hydrarg. pepton. 0,02 pro dosi. Atropineinträuflungen.	10. „		—	
17.						
H. Charles	13.	Schanker am Anfang Febr.	28. März	I. Inj.	+	Am 9. IV. 10. und letzte Injection.
21 J. alt.	März	1882. Am 25. Februar	29. „		+	
Maler.	1882.	wurden ihm auf der Poliklinik folg. Pillen verordnet: ℞ Hydrarg. jod. flav. 0,2 Opii puri 0,03	30. „		—	Am 12. April Patient auf Wunsch ent-

[1] Urin von Tag und Nacht separat untersucht.

Personalien.	Tag der Aufnahme.	Anamnese und Vorbehandlung. Diagnose.	Datum.	Behandlung.	Ergebniss der Analyse.	Bemerkungen.
		Succ. et pulv. liq. q. s. ut f. XXX. Ds. Täglich 4 Pillen. 6. März Pillen ausgesetzt. 28. März: Sclerosis in sulc. coron. cicatrisata. Scleradenitis univ. Maculo-papulöses Syphilid an Brust und Bauchdecken. Vom 28. März an Inj. von Glycocoll-Quecksilber 0,01 pro dosi.				lassen. Papeln vollkommen abgeblasst. Drüsenschwellungen noch bestehend. Härte im sulc. coron. noch deutlich fühlbar.
18. W. August 53 J. alt. Krämer.	13. Febr. 1882.	Infection geleugnet. I. Erkrankung 31. Juni bis 5. Aug. 1880. Pap. syph. per tot. cut. disp. Rhinitis syph. 25 Einreibungen. II. Erkrankung 11. Juli bis 6. Aug. 1881. Perfor. ulcer. septi nas. oss. Necros. oss. vomer. Gummat. exulc. per tot. cut. disp. 12 Inj. von Glycocoll-Quecksilber. III. Erkrankung 13. II. 1882 Defect. sept. nas. ossei et cartilag. Cicatrices numeros. p. t. c. disp. Ulc. gangr. in apertura nasi. Bis 29. März 23. Inj. v. Glyc.-Hg.	29. März	XXIV. Inj.	+	5. April: 30 Inj. sistirt. Geschwür an der Nasenöffnung vollkom̄en überhäutet. Allgemeinbefinden sehr gut. Entlassung.
19. G. Barbar. 30 J. alt. Uhrmachergattin.	12. Oct. 1882.	Im April und Mai 1881 wegen Syphilis auf der Abtheilung. 30 Einreibungen bis 30. V. Retinitis syph. 18. Oc-	14. Oct 15. „ 17. „ 18. „ 19. früh	 Inj.	— — — — +	Noch jetzt auf der Abtheilung. Fast ganz erblindet.

Personalien.	Tag der Aufnahme.	Anamnese und Vorbehandlung. Diagnose.	Datum.	Behandlung.	Ergebniss der Analyse.	Bemerkungen.
		tober Injection von 0,03	Oct.			
		Glycocoll - Quecksilber.	19. Abs.		+	
			20. früh		+	
			„ Abds		+	
			21. früh		—	
			„ Abds		+	
			23. Oct		+	
			24. „		+	
			26. „		+	
			27. „		+	
			30. „		+	
20.						
St. Anna	13.	Papul. eros. ad genitalia.	13. April	I. Inj.	—	Am 18. April
21 J. alt.	April	Ulc. tonsill. utriusque,	14. „	II. „	—	Inj. sistirt
Magd.	1882	veli palat. et pharyngis.	15. „	III. „	+	wegen inten-
		Sclerad. univers.	16. „	IV. „	+	siver Stoma-
		Keine mercurielle Vorbe-	17. „	V. „	—	titis.
		handlung.	18. „		—	
		Von 13. IV. an täglich Inj.				
		von 0,01 Hydg. bicyanat.				
21.						
W. Regina	30.	Papul. ad genital., ad ment.	13. April	I. Inj.	—	Am 19. IV. Inj.
22 J. alt.	März	et ad front. Urethritis.	14. „	II. „	—	wegen Abs-
P. p.	1882.	Roseola syph. Keine mer-	15. „	III. „	—	cessbildung
		curielle Vorbehandlung.	16. „	IV. „	+	am Rücken
		Vom 13. IV. ab Inj. von	17. „	V. „	+	sistirt.
		0,02 Glycocoll - Queck-	18. „	VI. „		21. IV. Inj.
		pro dosi et die.				fortgesetzt —
						ad nates.
						23. IV. Wegen
						Stomat. die
						Inj. sistirt.
22.						
St. Marie	1.	Am 1. Febr. Schanker des	1. April	IX. Einr.	—	15. IV. 24
20 J. alt.	Febr.	coll. ut. Am 20. Febr.	2. „	X. „	—	Einreibungen
P. p.	1882.	papul syph. per tot. cut.	3. „	XI. „	-	sistirt. Eros.
		dispers. Am 2. April pa-	4. „	XII. „	—	parv. orif. ext.
		pulöses Syphilid ver-	5. „		—	ut. — Urethr.

Personalien.	Tag der Aufnahme.	Anamnese und Vorbehandlung. Diagnose.	Datum.	Behandlung.	Ergebniss der Analyse.	Bemerkungen.
		schwunden. Bis 1. April 8 Einreibungen.	6. April	XIII. Einreib.	+	muco-purul. Jodkali 2,0 pro die. 20.IV. geheilt entlassen.
23. D. Marie 16 J. alt. Magd.	1. März 1882.	Papul. syph. per tot. cut. disp. exulc. ad genital. ext. Urethritis. 21 Einreibungen bis 1. IV.	1. April 2. „	XXII. „ XXIII.	+ —	4. April 24 Einreibngen sistirt. 20. IV. Jodkali 2,0 pro die.
24. B. Sophie 24 J. alt. Magd.	9. März 1882.	Papul. exulc. ad genital. ext. Scabies. 29. III. Papeln regressiv, nur noch pigmentirt. Local Aetzungen mit Liq. hydr. nitr. oxydulat. Wegen der Scabies Sol. Vlemingkx. 15 Einreibungen bis 31. III.	31. März	XVI. E.	+	13. IV. geheilt entlassen.
25. T. Emilie 20 J. alt. P. p.	14. März 1882.	Ulc. ad. lab. maj. Kleinpapulöses Syphilid am Stamme. 12 Einreibgn. bis 31. III.	31. März	XIII. „	+	Am 15. IV. 24 Einreibungn sistirt. Geheilt entl.
26. R. August 21 J. alt. Steinbauer.	14. März 1882.	Im Januar Schanker. 15. Febr. kleinpapulöses Syphilid. Liq. de Van Swieten durch 8 Tage. Seit 14. III. Einreibungen. Bis 31. März 12 Einreibungen.	31. März	XIII. „	+	Am 6. IV. 17. u. letzte Einreibung. Vom 6—9. April 5 Inj. v. Glycoc.-Quecksilber 0,01 pro dosi. 12. IV. Entlassung. Zustand ungebessert.

Personalien.	Tag der Aufnahme.	Anamnese und Vorbehandlung. Diagnose.	Datum.	Behandlung.	Ergebniss der Analyse.	Bemerkungen.
27.	23.	Mutter angebl. an Wasser-	16. Oct.	XII. Einr	—	
D. Marie	Sept.	sucht gestorben, Vater	17. „		+	
18 J. alt.	1881.	unbekannt. Vor 4 $^1/_2$	18. „	XIII. „	—	
		Monaten war Patientin	19. „	XIV. „	—	
		wegen Rhinitis ulc.,	20. „	XV. „	—	
		Ozaena, Verdickung der	21. „	XVI. „	—	
		Nasenknochen in Be-	22. „	XVII. „	—	
		handlung. Gleichzeitig	25. „		—	
		zeigte sich ein tuber-	26. „	XVIII.	+	
		culös-ulceröses Syphilid	27. „	XIX. „	+	
		der hinteren Rachen-	28. „	XX. „	+	
		wand und des weichen	29. „	XXI. „		
		Gaumens. Pat. soll mit	30. „	XXII. „	+	
		einem Hautausschlag auf				
		die Welt gekommen sein.				
		Nach 9 wöchentl. Aufent-				
		halt, während dessen sie				
		mit Jodkali behandelt				
		wurde, musste sie entlas-				
		sen werden. Am 23. Sept.				
		1881 Wiederaufnahme.				
		Perf. palat. moll. Pat. ist				
		Virgo. Diagnose auf he-				
		reditäre Syphilis gestellt.				
		Seit 4. Oct. Einreibungen.				
28.		Am 15. Oct. 11. Einreibung.				
T. Jean	5.	Scleros. exulc. in cute pe-	17. „	XII. „	+	Exit. 2. Nov.
22 J. alt.	Oct.	nis. Papul. eros. ad	18. „	XIII. „	+	
Arbeiter.	1882.	scrotum et ad nates. Ro-	19. „	XIV. „	—	
		seola. Bis 17. Oct. 11	20. „	XV. „	—	
		Einreibungen.	21. „	XVI. „	+	
			22. „		+	
			23. „	XVII. „	+	
			24. „	XVIII.	+	
			25. „	XIX. „	+	
			26. „	XX. „	+	
			27. „	XXI. „	+	
			28. „	XXII.	+	
			29. „	XXIII.	+	
			30. „	XXIV.	+	

Personalien.	Tag der Aufnahme.	Anamnese und Vorbehandlung. Diagnose.	Datum	Behandlung.	Ergebniss der Analyse.	Bemerkungen.
29.						Exit 19. Nov.
Sch.	18.	1868 Schanker. Einreibun-	20. Oct.	III. Einr	—	
Nikolaus	Oct.	gen.	21. „	IV. „	—	
41 J. alt.	1881.	1876 Angina. Roseola.	22. „		—	
Arbeiter.		1877 Erysipelas faciei.	23. „	V. „	—	
		18. X. 1881. Defect. palat.	24. „	VI. „	—	
		moll. Depressio nasi.	25. „	VII. „	—	
		Ulc. ad pharyng. 2 Ein-	26. „	VIII. „	+	
		reibungen bis 20. Oct.	27. „		+	
			28. „	IX. „	+	
			29. „	X. „	+	
30.						
Fl. Fran-	12.	1868. Wegen Syphilis auf	15. Ap.	I. Einr.	—	
ziska	April	der Klinik des Prof. Küss	16. „		—	
31 J. alt.	1882.	in Behandlung. Jodkali.	17. „	II. „	—	
P. p.		1879. Ulc. nymph. dextr.	18. „	III. „	—	
		Locale Behandlung.	19. „	IV. „	—	
		12. IV. 1882. Papul. exulc.	20. „	V. „	—	
		ad lab. maj. et min.	21. „	VI. „	—	
		Angina syph.	22. „	VII. „	—	
		Vom 15. IV. ab Einrei-	23. „		—	
		bungen.				
31.						
El. Philo-	1.	Papul. eros. ad lab. min.	14. Ap.	I. Einr.	—	
mena	April	et in craena ani. Keine	15. „	II. „		
20 J. alt.	1882.	mercur. Vorbehandlung.	16. „		—	
P. p.		Vom 14. IV. an Einrei-	17. „	III. „	—	
		bungen.	18. „	IV. „	—	
			19. „	V. „	—	
			20. „	VI. „	—	
			21. „	VII. „	—	
			22. „	VIII. „	—	
			23. „		—	

Personalien.	Tag der Aufnahme.	Anamnese und Vorbehandlung. Diagnose.	Tag und Ergebniss der Analyse.	Bemerkungen.
32. Rh. Marie 20 J. alt. P. p.	30. Aug. 1881.	23. Oct. 1880 Ulc. lab. maj. 4. Dez. 1880 Urethritis. 28. März 1881 Ulc. lab. inf. oris. Gravida. 7. Aug. Niederkunft. Todtes Kind. 3. Mai 1881 Schanker d. Vag. Urethritis. Papul. exulc. ad genit. ext. 30. Aug. Papul. exulc. ad lab. maj. 14. Sept. Roseola. Erosio cervic. blenn. Täglich ein Bad. 10. Inj. von Glycocoll - Quecksilber 0,01 pro dosi und 14 Einreibungen bis 4. Oct. 81. 28. Oct. geheilt entlassen.	25. Oct. 1881. +	
	20. März 1882.	9. Nov. 1881 Urethritis. 20. März 1882 Papul. eros. ad lab. min. et ad anum. Cystitis e blennorrhoea urethrae. Sol. cupr. sulph. Decoct. fol. uvae ursi.	29. März 1882. —	
33. D. Florentine 20 J. alt. P. p.	31. Oct. 1881.	Vom 28. Aug. bis 1. Oct. 1880 Papul. eros. ad genital. ext. 24 Einreibungen. 28. III. 9. VIII. 31. X. Urethritis.	31. Oct. — 1. Nov. — 2. „ —	
34. Ch. Pierre 35 J. alt. Taglöhn.	4. Jan. 1882.	Schanker im Sept. 1881. Patient klagt über lanci. Schmerzen im Oberschenkel und der Lumbalregion, welche mit Kopfschmerzen alterniren. 24 Einreibungen bis 13. März. 2 Tage lang blutigen Stuhl. Jodkali. 29. III. Angina.	4. April — 5. „ — 6. „ +	13. Ap. Emplastr. de Vigo. 17. April gebessert.

Personalien.	Tag der Aufnahme.	Anamnese und Vorbehandlung. Diagnose.	Tag und Ergebniss der Analyse.	Bemerkungen.
35. H. Marie 23 J. alt. Magd.	27. Jan. 1882	Papul. eros. genital. ext. 24 Einreibungen bis 9. März.	1. April — 2. „ — 3. „ —	Am 5. IV. geheilt entlassen.
36. Fr. Anna 17 J. alt. Magd.	16. Febr. 1882.	Pap. numeros. luxur. ad genital. ext. Vaginitis. 24 Einreibungen bis 30. März. Local Sol. cupr. sulph.	31. März +	15. IV. geheilt entlassen.
37. M. Emma 18 J. alt. Magd.	30. Nov. 1881.	Pap. eros. parv. ad nymph. sin. Vaginitis. Urethritis. Local Sol. cupr. sulph. 24 Einreibungen vom 20. XII. 81 bis 18. I. 82.	30. März — 31. „ — 1. „ — 3. „ —	Am 15. April Condylome verschwunden.
38. B. Anna 19 J. alt. Magd.	25. Jan. 1882.	Pap. exulc. ad genital. ext. Condyl. acum. Urethritis. Cicatr. hypertroph. ad crur. 24 Einreibungen bis 9. III. Seitdem Sirop de Gibert[1] täglich einen Esslöffel.	30. März + 31. „ +	5. IV. Papeln rückgängig. Vaginitis.
39. G. Clara 19 J. alt. Magd.	14. Dez. 1881.	Urethritis. Ulc. ad anum. 22. Febr. 1882 Roseola syphilitica. 24 Einr. bis 27. März.	30. März +	Am 30. März geheilt entlassen.
40. W. Julie 23 J. alt. P. p.	6. Sept. 1881.	Vom 4. Aug. bis 15. Sept. 1880 und vom 23. Aug. bis 11. Mai 1881 wegen Urethritis auf der Abtheilung. Grosses ulcerirtes Condylom am cervix ut. 24 Einr. bis 17. Oct. 1881.	25 Oct. +	Am 28. X. 81 geheilt entlassen.

[1] ℞ Biiodure de mercure 1,0
Iodure de potass. 50,0
Eau 50,0
Diss. filt. puis ajoutez sirop de sucre 2400 grammes. 1 Esslöffel enthält 0,01 hydrarg. bijod. rubr. und 0,50 Kal. jodat.

Personalien.	Tag der Aufnahme.	Anamnese und Vorbehandlung. Diagnose.	Tag und Ergebniss der Analyse.	Bemerkungen.
41. V. Emil 32 J. alt. Seiler.	5. April 1882.	1879. I. Erkrankung. Scleros. exulc. in lam. int. praeputii. 24 Einreibungen. 1880. II. Erkrankung. Angina syph. Papul. ad mucos. ling. „Ausschlag" am Kopf. Sirop de Gibert, täglich 1 Esslöffel. 1881. III. Erkrankung. Patient hat im April und Mai im Gefängniss eine 5 wöchentl. Inunctionskur durchgemacht. Im Dez. 1881 und Febr. war Pat. in der Poliklinik wegen Fussweh und Kopfschmerzen in Behandlung. Innere Medicin, täglich 3 Esslöffel (Jodkali?) 5. IV. Patient klagt über Schmerzen im Kopf, der der Tibia und im Halse Jodkali 1 : 80.	6. April —	11. Apr. Pat. befindet sich besser und wird entlassen.
42. R. Eugenie 20 J. alt. Magd.	15. März 1882.	Papul. eros. ad nymph., lab. maj., anum. Tonsilla utraque hypertrophic. et exulc. Keine Hautsymptome. Scabies. Urethritis. 24 Einreibungen am 14. IV. beendigt.	18. April — 19. „ — 20. „ — 21. „ + 22. „ — 23. „ —	20. April. Syphil. Sympt. vollständig verschwunden.

Personalien.	Tag der Aufnahme.	Anamnese und Vorbehandlung. Diagnose.	Tag und Ergebniss der Analyse.		Bemerkungen.
43.			1881.		
K. Therese	15.	31. III. 1881. Urethritis.	31. Oct.	—	
18 J. alt.	März	25. Juni 1881 Roseola.	1. Nov.	—	
P. p.	1882.	Vom 28. Juni bis 15. Juli	2. „	—	
		12 Injectionen von 0,01	3. „	—	
		Glycocoll-Quecksilber.			
		———	1882.		
		8. Febr. 1882 Laryng. syph.	29. März	—	Der Urin vom
		15. März 1882. Wieder auf-	5. April	—	5—8. April
		genommen wegen Con-	6. „	—	wurde auf
		dyl. acum. ad cerv. ut.	7. „	—	einmal un-
		et ad vaginam.	8. „	—	tersucht.
44.					
Ch. Chri-	23.	Colossales Condylom der	30. März	—	
stine.	Jan.	rechten grossen Labie	31. „	+	
21 J. alt.	1882.	seit Sept. 8 Inj. von			
Magd.		Glycocoll - Quecksilber			
		0,01 pro dosi bis 8. Feb.			
45.					
Tr. Marie	11.	Initialsymptome der Sy-	26. Oct.	—	Am 15. April
19 J. alt.	Oct.	philis nicht beobachtet.	27. „	—	geheilt ent-
P. p.	1881.	14. Feb. 1881 Ang. lue-	28. „	—	lassen.
		tica. Von 17—21. Mai	30. „	+	
		1881 wegen einem Con-	31. „	—	
		dylom d. rechten Nymphe			
		in Behandlung. 8. Juni			
		— 22. Juli: Zahlreiche			
		Condylome der äusseren			
		Sclera d. ing. bilat. Klein-			
		papulöses Syphilid. Vom			
		16.—22. Juli 10 Inj. von			
		Glycocoll - Quecksilber			
		0,01 pro dosi. Vom 2.			
		Aug. bis 14 Sept. Ulc.			
		der rechten Tonsille.			
		Scabies. Papulöses Sy-			
		philid. 8 Injectionen.			
		11. Oct. — 3. Nov. Ang.			
		syph. Eros. lab. inf. oris.			

Personalien.	Tag der Aufnahme.	Anamnese und Vorbehandlung. Diagnose.	Tag und Ergebniss der Analyse.	Bemerkungen.
46. Z. Jacobine 28 J. alt.	5. Mai 1881.	I. Aufnahme 22. Ap. 1873. Ulc. d. rechten Tonsille. Acne syph. auf Rücken, Brust und Kopf. Condylome an der hint. Commissur. 24 Einreibungen. Gravida. 3. Juni auf die geburtshilfliche Klinik abgegeben. 11. Juni Niederkunft. Kind lebt und ist gesund.	1881. 26. Oct. — 27. „ — 27. „ — 28. „ — 29. „ — 30. „ — 31. „ — 1. Nov. — 2. „ —	
		II. Aufnahme: 5. Mai 1881 Gummata des Epicraniums mit Necrose. Im Mai und Juni 32 Sublimatbäder, im Juli 20 Inj. v. Glycocoll-Quecksilber 0,01 pro dosi.	1882. 5. April — 6. „ — 7. „ —	Der Urin vom 5—7. April wurde auf einmal untersucht.
47. Kl. Charlotte 20 J. alt. P. p.		Vom 22. Jan. — 10. März März 1881 wegen Schanker des coll. uteri in Behandlung. 20 Inj. von Glycocoll-Quecksilber 0,01 pro dosi. 2—9 Sept. Papul. eros. ad lab. maj.	1881. 31. Oct. — 3. Nov. — 1882. 5. April — 6. „ — 7. „ — 8. „ —	Der Urin vom 5—8 April wurde aufeinmal untersucht.
48. R. Josephine 17 J. alt. P. p.		Vom 15. Juni bis 14. Juli 1881 auf der Abtheilung in Behandlung: Sclerosis exulc. cerv. ut. Roseola. Papul. eros. ad genitalia. Gravida 6 mense. 14 Inj. v. Glycocoll-Quecksilber 0,01 pro dosi. Nach 6 Inj. schwinden Roseola und Condylome.	1882. 5. April — 6. „ — 7. „ — 8. „ —	Der Urin vom 5—8 April wurde auf einmal untersucht.

Personalien.	Tag der Aufnahme.	Anamnese und Vorbehandlung. Diagnose.	Tag und Ergebniss der Analyse.	Bemerkungen.
49. Gl. Elise 21 J. alt. P. p.		24. Aug. — 8 Sept. 1880. Chancre der foss. navic. 18. Mai — 18. Juni 1881. Plaq. muq. äuss. Gen. Grav. Roseola. 20 Inj. v. Glycocoll-Quecksilber. 28. Juni — 20. Juli. Excor. vulv Scabies. 26. Juli — 3. Sept. Condyl. ad anum. Roseola. 12 Inj v. Glycocoll-Quecksilber. 0,01 pro dosi. 20 Einr. 11. Oct. — 3 Nov. Ulc. coll. ut. Ang. syph. 16. Nov. — 3 Dez. Eros. vulv. et clitorid. 17. — 29. Dez. Eros. lab. min. dextr.	1882. 7. April — 9. „ —	
50. M Magdalena 17 J. alt. P. p.		30. März — 23. Juni 1881. Urethritis. Condylome d. äuss. Gen. Roseola. 27. Aug. — 21. Sept. 1881. Urethritis. Circinirtes Syphilid der Oberlippe. 20 Inj. von Glycocoll-Quecksilber 0,01 pro dosi.	1882. 7. April — 9. „ —	
51. H. Anton 19 J. alt. Schuhmacher.	13. März 1882.	Seit 5. März Scler. exulc. in sulc. coron 28. III. Scleradenitis univers. Phimosis e sclerosi. Heftige Kopfschmerzen, welche in der Nacht exacerbiren. 13. IV. Heftige Kopfschmerzen. Schmerzen im Halse, besond. beim Schlucken. 18. IV. ℞ Hydr. bijod. rubr. 0,10 Kal. jodat. Aq. destill. aa 5,0 Syr. simpl. 90,0 M. d. s. 2 mal tägl. 10 grammes. 20. IV. Kopfschmerzen haben nachgelassen.	18. April — 19. „ — 20. „ — 21. „ — 22. „ — 23. „ —	25. Ap. Entlassung.

Zum Schluss möchte ich Herrn Professor Dr. Wieger, Herrn Dr. Wolff in Strassburg, Herrn Dr. Posselt in München und Herrn Dr. von Vajda in Wien für ihre liebenswürdige Unterstützung bei meiner Arbeit meinen herzlichsten Dank sagen.

Buchdruckerei von G. Otto in Darmstadt.

Papier | Fördert gute Waldnutzung
FSC® C083411

Zeitfracht Medien GmbH
Ferdinand-Jühlke-Straße 7
99095 Erfurt, Deutschland
produktsicherheit@kolibri360.de